「座りすぎ」が寿命を縮める

岡浩一朗

大修館書店

はじめに

「座りすぎていると、寿命が短くなりますよ」

こう言われたら、みなさんはどう思うでしょうか。

「自分は座りすぎていない」

「私は週末にジムに行ったりウォーキングをしたりしているから大丈夫」

と応えるかもしれません。

しかし実際は、ほとんどの日本人が座りすぎているのです。

私の研究室で「座っている時間」について調査したところ、次のようなことがわかりました。

40～64歳の日本人は、1日のうち、テレビ視聴に2・5時間、パソコンやスマートフォンの操作に1時間を使っており（これらの時間の大半は座っています）、そして、仕事中に3時間デスクワークをし、移動中にクルマの座席に0・5時間ほど座っていました。私たちが座っているおもな場面は「自宅」「職場」「移動中」の三つであり、これらの場で日本人は座りすぎています。

日本人の成人が1日に座っている時間は約7時間で、世界20カ国の成人のデータと比較して最長であることがわかっています。日本人は座っている時間の世界一長い国民なのです。

「でも、座りすぎの何が問題なの？」と疑問を抱く人もいるでしょう。

座りすぎがなぜよくないのか、そのメカニズムについては第2章でくわしく説明しますが、ここで簡単に、座りすぎが私たちの健康にどんな影響を与えているのかを調べた最新研究の結果を紹介しておきましょう。

オーストラリアのシドニー大学が中心となって行った研究[1]では、「平日1日に座っている時間の長さが総死亡率に及ぼす影響」について調べた結果が報告されています（総死亡率とは「あらゆる原因による死亡率」を指します）。

この研究によって、座っている時間が4時間未満の人に比べて、4〜8時間、8〜11時間、11時間以上と、長い人ほど総死亡のリスクが11％ずつ高くなることがわかったのです。さらに、座っている時間が長くなるほど、心血管疾患（狭心症や心筋梗塞）による死亡リスクが18％ずつ高まるという結果が出ています。

また、最近の研究では、座りすぎが健康に与える影響について、次のこともわかっています。それは、日常的に適度な身体活動を行っていても、座りすぎによる死亡、肥満・過体重、体重増加、糖尿病、一部のがん、心血管疾患のリスクは変わらないということです。

つまり、「週末にジムに行ったりウォーキングしたりしているから大丈夫」「日頃から適度な運動をしているから問題ない」と考えている人もいるでしょうが、残念ながらそれでは座りすぎによる悪影響は解消できないということです。

さらに興味深いのが、テレビ視聴と死亡率の関係です。テレビを見るときは通常は座っていますから、テレビの視聴は座りすぎと深い関係があります。ある研究者は、テレビを見るために1時間座り続けるごとに、平均余命が22分間短くなると報告しているのです。[2]

イギリスでは、立ち仕事や歩き仕事の女性は、デスクワーク中心の仕事に従事する女性に比べて、総死亡率が32%、がん死亡率が40%も低くなることが研究者によって報告されています。[3]

アメリカ人を対象とした研究では、移動手段としてクルマを使うことについて、クルマに座っている時間が週平均10時間以上の男性は、週平均4時間未満の男性と比べて、心血管疾患死亡リスクが50％も高いことがわかっています。[4]

このように「座りすぎリスク」については、オーストラリア、イギリス、アメリカを中心に盛んに研究が行われ、健康への悪影響がすでに多くの人に知られています。

日本でも、いち早く座りすぎリスクに気づき、立ったまま仕事ができるスタンディングデスクやシットスタンド・ワークステーションを導入した企業もあります。

仕事中、30分に1回、少なくとも1時間に1回立ち上がって少し動くだけで健康リスクがかなり軽減されることが、研究の結果からわかりつつあるのです。

座りっぱなしではなく、ときどき立って仕事をしたり、少し体を動かしたりすることは、社員の健康に役立つだけでなく、生産性やワーク・エンゲイジメント（意欲と活力にあふれ、仕事に積極的に取り組むこと）も向上させるといわれています。

もちろん、座りすぎリスクは働く人だけにあるわけではありません。専業主婦にも、仕事を引退した高齢者にもリスクがあります。

こうしたリスクについては、少しずつ理解が進んできています。

２０１５年、ＮＨＫの「クローズアップ現代」で〈〝座りすぎ〟が病を生む⁉〉という内容が取り上げられました。さらに、2016年にはNHKの「あさイチ」で〈病を生む!? 〝座りすぎ〟にご用心〉というテーマで放送されました。私はどちらの番組にもコメンテーターとして出演させていただきましたが、座りすぎのリスクが注目されるようになってきたということでしょう。

本書は、これらの番組で触れられなかった内容も含めて、座りすぎが体の調子を悪くしたり健康を損なったりする恐れがあることを、多くの人に知っていただきたいと考えて書きました。

日本人はどれくらい座りすぎているのか、なぜ座りすぎがいけないのか、どんな健康リスクがあるのか。では、どうすれば座りすぎを防ぎ、健康的な生活が送れるようになるのか、最新の研究結果にもとづいて、データを示しながらお伝えします。

本書中の文章の横に付した色数字は、巻末の文献リストの番号と符合しています。

読者のみなさんが座りすぎリスクを理解し、本書の内容を健康な生活に役立てていただくことを願っています。

早稲田大学スポーツ科学学術院 教授
岡 浩一朗

座りすぎが寿命を縮める●もくじ

はじめに　3

第1章 座りすぎている現代人

1 便利な時代の大きな落とし穴

1日に何時間くらい座っていますか？　18

1日の半分以上の時間座っている　22

仕事中に座りすぎている　25

2 テレビの視聴と座りすぎの関係

家の中でも座りっぱなし 27
テレビの見すぎが肥満を招く 30
座る時間がどんどん増えている 34

3 なぜ座りすぎがいけないのか

運転手よりも車掌が健康な理由 37
座りすぎが健康リスクを高めていた 39
テレビの見すぎは糖尿病とも関連している 42
長時間座り続けることがいけない 44

4 座りすぎが仕事のやる気を奪っている

座りすぎは働く意欲を低下させる 47
運動不足と座りすぎは別 52

第2章 座りすぎが病気のもとになっている

1 運動をしても座りすぎは解消できない

運動時間以外に座りすぎてはいけない 56

「座りすぎないこと」の健康への効果 60

2 座りすぎが健康リスクを高める理由

事務系の女性は注意が必要 64

座りすぎが健康リスクを高めるしくみ 66

同じ姿勢を続けないようにする 71

3
病気の原因はライフスタイルにある
座りすぎる三つの環境 72
仕事中の「座り疲れ」に注意 74
イスに座りっぱなしがいけない 76
短い距離はクルマに乗らずに歩く 77

4
テレビと病気の深い関係
1時間で1日22分ずつ余命が短くなる 81
座りすぎは要介護リスクを高める 84
テレビの見すぎでウエストが太くなる 86

5
座りすぎとがんの深い関係
がんのリスクが1・2倍に 89
座りすぎの人は死亡リスクが高い 96
「座りすぎ自体」が健康リスクを高める 98

第3章 仕事中に座りすぎない環境をつくる

1 仕事中に座りすぎないようにするには

スタンディングデスクの導入 102
座ったまま「座りすぎ」を解消する方法 106
ツールを使って動く習慣をつける 111

2 社員の座りすぎを解消する企業の取組み

会社が「立って働くこと」を推奨する 113
スタンディングデスクを使った社員の感想 115
仕事中に立って体を動かすメリット 119

3 座りすぎが仕事の生産性を下げている
床に立ち心地のいいマットを敷く 122
上司や幹部が率先して立って働く 124
働けば働くほど健康になるオフィス環境 126
座りすぎない社内ルールをつくる 128

第4章 座りすぎない生活習慣をつくる

1 家庭生活で座りすぎないために
「あさイチ」に出演してわかったこと 134

一つ意識すれば連鎖していく 137
「運動」より「座りすぎない」を心がける 140
国を挙げて座りすぎ解消に取り組む 142

2 子どもの座りすぎはこわい

体力が低下すれば学力も低下する 144
座りすぎの子どもは大人になっても座りすぎる 146
授業中の座りすぎをなくす 147
ポケモンGOのメリット 149

3 高齢者の座りすぎを解消する

座りすぎに気づいてもらう 151
座りすぎは老化を速める 152
足腰が丈夫な高齢者は元気で長生き 154

4

座りすぎの人を減らすために

町ぐるみの「座りすぎ解消計画」 156
自然に体を動かせる環境をつくる 158
「立って動く習慣」を身につける 159

おわりに 161
文献リスト 167

第1章

座りすぎている現代人

1

便利な時代の大きな落とし穴

1日に何時間くらい座っていますか？

座りすぎている人たちは、そうでない人たちと比べて病気にかかるリスクが高いということが最近の研究でわかってきました。座っている時間が長い人ほど、病気になりやすいのです。

では、1日にどれくらい座っていると、「座りすぎ」なのでしょうか？

はじめに、「座りすぎ」について説明しましょう。

座りすぎの研究では、座っている姿勢を「座位行動（sedentary behavior）」といいます。世界中の研究者が関わっている座位行動研究ネットワーク（Sedentary Behavior Research Network）では、座位行動を次のように定義しています。[5]

「座位、半臥位または臥位の状態で行われるエネルギー消費量が1・5メッツ以下のすべての覚醒行動」。

簡単にいえば、「座位行動」とは、起きている時間に座っていたり寝転んでいたりしているときのエネルギー消費量が1・5メッツ以下の行動のことです。

「メッツ（METs）」とは、身体活動の強度をあらわす単位で、安静時に対して何倍に相当するかを示しています。座って安静にしている状態は1メッツ、普通の速度で歩くのは3メッツです。

一般に「健康によい」として推奨されるのは、3メッツ以上の身体活動です。健康づくりにおいては、「普段の生活のなかに適度な身体活動をとり入れ、積極的に体を動かしましょう」と言われますが、この「適度な身体活動」が3メッツ以上（中高強度）で、息がはずんだり少し汗をかいたりするくらいの活動のことを指します。

私たちはふだん、何メッツくらいの活動をしているのでしょうか。

次のページに、身体活動を、3メッツ未満の活動（低強度の身体活動）と、3メッツ以上の活動（中高強度の身体活動）に分けて表にしましたので、それぞれどんな活動なのかをご覧ください。

図表1

3メッツ未満の身体活動(低強度の身体活動)

メッツ	活動内容
1.0	静かに座って(あるいは寝転がって)テレビ・音楽を鑑賞する、リクライニングシートに座る、自動車に乗る
1.2	静かに立つ
1.3	本や新聞などを読む(座って)
1.5	座って会話、電話、読書、食事、運転、軽いオフィスワーク、編み物・手芸、パソコンの入力、動物の世話(座って軽く)、入浴(座って)
1.8	立って会話、電話、読書、手芸
2.0	料理や食材の準備(立って、座って)、洗濯物を洗う、しまう、荷造り(立って)、ギターを弾く:クラシックやフォーク(座って)、着替え、会話しながら食事をする、または食事のみ(立って)、身だしなみ(歯磨き、手洗い、ヒゲ剃りなど)、シャワーを浴びる、タオルで拭く(立って)、ゆっくりした歩行(平地を散歩、または家の中を非常に遅く:54m／分未満)
2.3	皿洗い(立って)、アイロンがけ、服・洗濯物の片づけ、コピー(立って)、立ち仕事(店舗、工場など)
2.5	ストレッチ*、ヨガ*、軽い掃除(ごみ掃除、整頓、リネンの交換、ごみ捨て)、料理の盛りつけ、テーブルセッティング、料理や食材の準備・片づけ(歩行)、植物への水やり、子どもと遊ぶ(座って軽く)、子ども・動物の世話、ピアノ、オルガン、農作業:収穫機の運転、干し草の刈り取り、灌漑の仕事、軽い活動、キャッチボール*(フットボール、野球)、スクーターやオートバイに乗る、子どもを乗せたベビーカーを押す、子どもと歩く、ゆっくりした歩行(平地を遅く:54m／分)
2.8	子どもと遊ぶ(立って軽く)、動物の世話(軽く)

*印は運動に、その他の活動は身体活動に該当する。

図表2
3メッツ以上の身体活動（中高強度の身体活動）

メッツ	活動内容
3.0	普通歩行（平地を67m／分、幼い子どもや犬を連れて歩く、買い物するなど）、釣り（船で座って2.5〜渓流フィッシング6.0）、屋内の掃除、家財道具の片づけ、大工仕事、梱包、ギターを弾く：ロック（立って）、クルマの荷物の積み下ろし、階段を降りる、子どもの世話（立って）
3.3	歩行（平地を81m／分、通勤時など）、カーペット掃き、フロア掃き
3.5	モップがけ、掃除機、箱詰め作業、軽い荷物運び、電気関係の仕事：配管工事
3.8	やや速歩き（平地をやや速めに：94m／分程度）、床磨き、風呂掃除
4.0	速歩き（平地を95〜100m／分程度）、自転車に乗る：16km／時未満、レジャー、通勤、娯楽、子どもと遊ぶ・動物の世話（徒歩／走る：中強度）、高齢者や障害者の介護、屋根の雪下ろし、ドラムを叩く、車イスを押す、子どもと遊ぶ（歩く／走る、中強度）
4.5	苗木の植栽、庭の草むしり、耕作、農作業：家畜にエサを与える
5.0	子どもと遊ぶ・動物の世話（活発に：歩く／走る）、かなり速歩（平地を速く：107m／分）、ソフトボールまたは野球、子どもの遊び（石けり、ドッジボール、遊技具など）、かなり速歩（平地を速く：107m／分）
5.5	芝刈り（電動芝刈り機を使って歩きながら）
6.0	家具、家事道具の移動・運搬、スコップでの雪かき
8.0	運搬（重い負荷）、農作業：干し草をまとめる、納屋の掃除、鶏の世話、活発な活動、階段を上がる
9.0	荷物を上の階へ運ぶ

注1）同一活動に複数の値が存在する場合は、競技より余暇活動時の値とするなど、頻度が多いと考えられる値を掲載。

注2）それぞれの値は、当該活動中の値で休憩中などは含まない。
※厚生労働省「健康づくりのための身体活動基準2013」より

1日の半分以上の時間座っている

さて、ふだん私たちは1日にどんな強度の身体活動をしているのでしょうか。

左ページの円グラフは、現代人の1日の活動について調査した結果にもとづいて作成したものです。[6] 睡眠時間を除いた、起きている時間（覚醒時間）に占める、次の三つの身体活動の割合を示しています。

「座位行動」（1・5メッツ以下）

「低強度の身体活動」（3メッツ未満）

「中高強度の身体活動」（3メッツ以上）

このグラフを見てわかるように、私たちが「中高強度の身体活動」を行っているのは、日常生活（起きている時間）のわずか5％程度の時間にすぎません。

掃除・洗濯など家事を含めた「ちょこまか動く」生活活動（低強度の身体活動）は35～40％ほどを占めています。

そして、1日の55～60％を占めているのが1・5メッツ以下の活動、つまり座ってテレビを見たりパソコンを操作したりするなどの「座位行動」なのです。

図表3
現代人の1日の活動を見てみると……

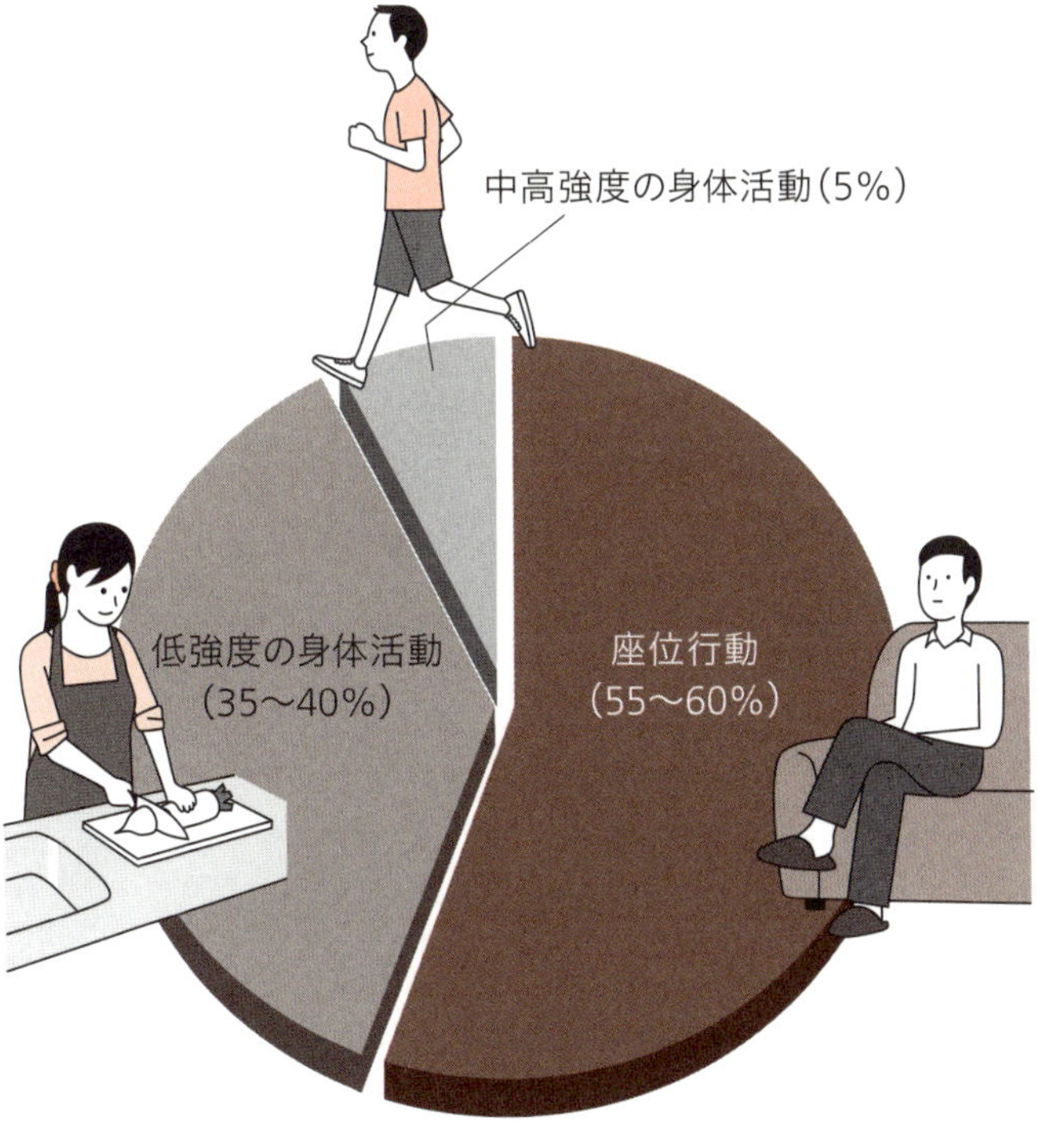

**起きている時間のおよそ3分の2の時間は
座って生活している**

健康維持・増進のためには、中高強度の身体活動をできるだけ増やすべきですが、まずは、私たちは1日のうち、中高強度の身体活動を行っている時間はわずか5％程度で、低強度の身体活動と座位行動が95％を占めていることを認識しなくてはいけません。とくに座位行動が60％を占めている事実、つまり「座りすぎ」に注目していただきたいのです。

第2章でくわしく説明しますが、「何時間以上座っていると座りすぎか」は、個人差やそれ以外の時間にどんな活動をしているかによって異なりますから、ひと口ではいえません。

しかしたとえば、おもにデスクワークを行っている会社員であれば、1日に座っている時間が平均で8〜9時間ですから、それ以上であれば座りすぎと判断できるかもしれません。いずれにせよ、私たち現代人は座りすぎている傾向にあるのです。

これは言葉を換えれば、私たちは、座らざるを得ない状況に追い込まれている、といえるかもしれません。

喫煙者のそばにいれば副流煙として二次的にタバコの煙を吸ってしまうことは多くの人に知られています。それと同じように、多くの人の場合、会社に行けば座って仕事をしなければならないという状況があります。クルマを使う人は運転中座りっぱなしになります。そうした状況（環境）が座りすぎを生み出しているのです。

仕事中に座りすぎている

20年以上前のオフィスには、今以上に「動き」がありました。決済をとるのもメールではなく担当部署や上司のところに行ったり、資料をコピーして配ってまわったりするなど、何かとちょこまか動く機会がありました。

しかし、パソコンやタブレット、スマートフォンなどを1人1台持つようになり、席を立って動くことが減りました。隣の席や前に座っている人とのやりとりもメールを使うなど、ほとんど体を動かさなくなりました。

日本人の労働時間の実態を40年ほどさかのぼって現在までをみると（次ページ図表4参照）、1日当たりの仕事時間が増え、1日に10時間以上働く長時間労働者の割合も増えています。[7] 現在はデスクワーク従事者が増えていますから、日本人は以前よりも長い時間座るようになっていると考えられます。

図表4

労働時間の増加が座る時間を増やしている

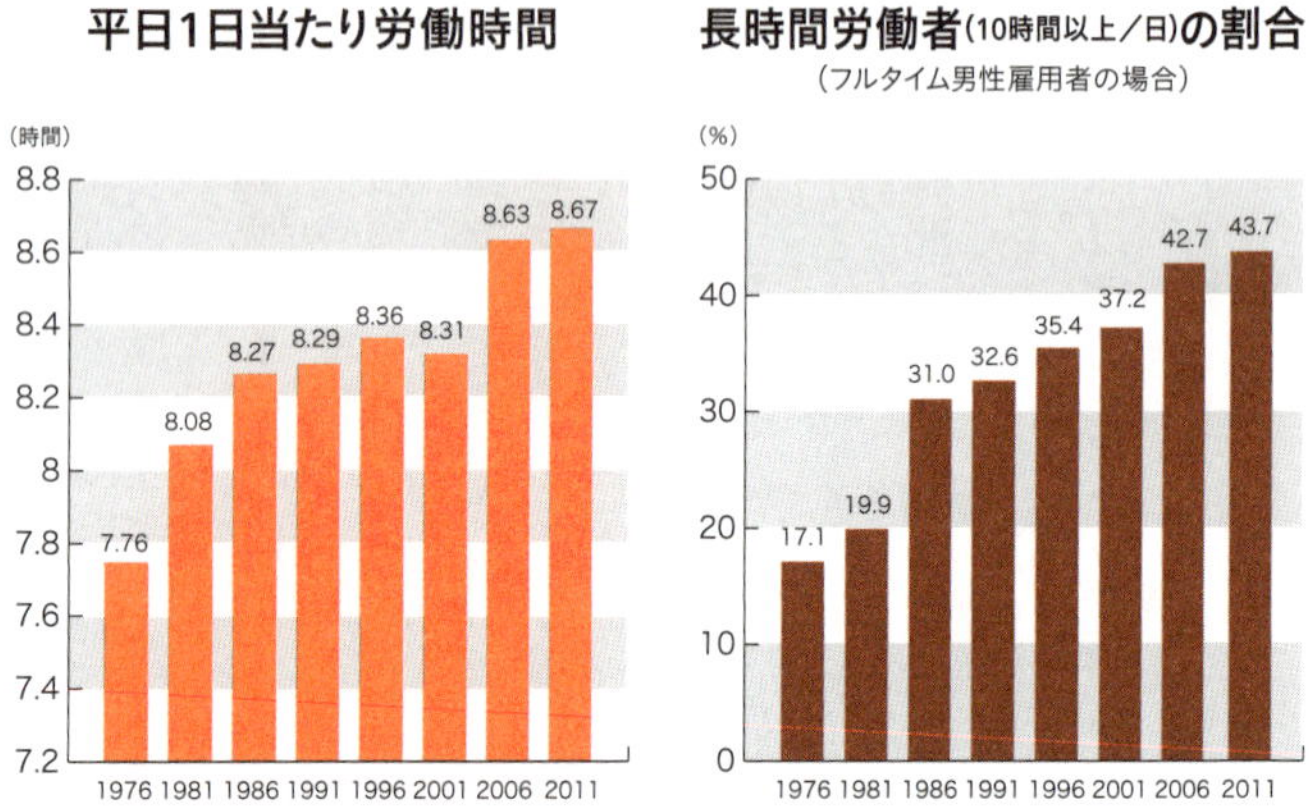

労働時間の増加(＝デスクワークの増加)が
座りすぎの一因になっている

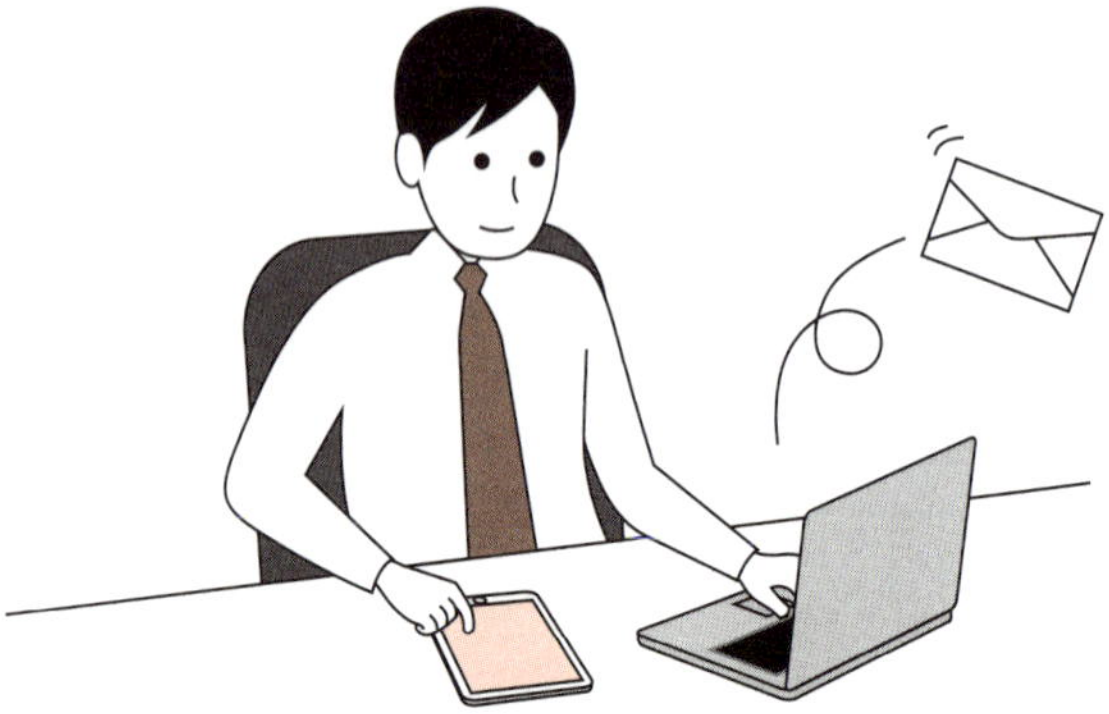

2 テレビの視聴と座りすぎの関係

家の中でも座りっぱなし

私たちは家の中でも座りすぎています。数十年前は、家庭でも現在より体を動かしていました。

テレビはリモコン式ではなかったので、チャンネルを変えるのにいちいち立ち上がりました。洗濯機も二槽式でしたから、洗濯がすめば脱水のために洗濯物を移しに行く必要がありました。今は乾燥機付き全自動なら洗濯物をベランダに運んで干す必要もありません。扇風機にリモコンはなく、ロボット掃除機もありませんでした。

電話も固定式だけで携帯はなく、子機もなかったので、かけるときもかかってきたときも、毎回電話の置いてあるところまで歩いて行かなくてはなりませんでした。

昔は電化製品や通信機器などが今のように発達していなかったため、立って歩きまわらずにいられなかったのです。テレビを見ている時間も家事を行う時間も、私たちはいちいち立ち上がって動く必要があったのです。

左ページの図表5は、１９６０年から現代まで、そして将来のイギリス人の日常の身体活動と座位時間のデータを示したものです。[8]

いちばん上の薄いオレンジ色は余暇時間における身体活動量、濃淡別に、その下は移動にともなう身体活動量、３番目は家事にともなう身体活動量、いちばん下は仕事にともなう身体活動量を示しています。黒い線は、座位時間をあらわしています。

このグラフを見ると、１９６０年代には身体活動量のどれもが高い数字を示しており、よく体を動かす生活をしていたことがわかります。その後どんどん活動量が減る一方で、座位時間は長くなっています。とくに２０００年以降、その傾向が顕著です。大きく減っているのは、仕事にともなう身体活動の量です。60年代頃は、体を動かす仕事がかなり多くありましたが、現代では2割もないといわれ、今後さらに減少していくと予想されています。

これらの傾向は、イギリス人に限らず、すべての先進国の人々に共通しています。

図表5
身体活動時間が減り、座位時間が増えた

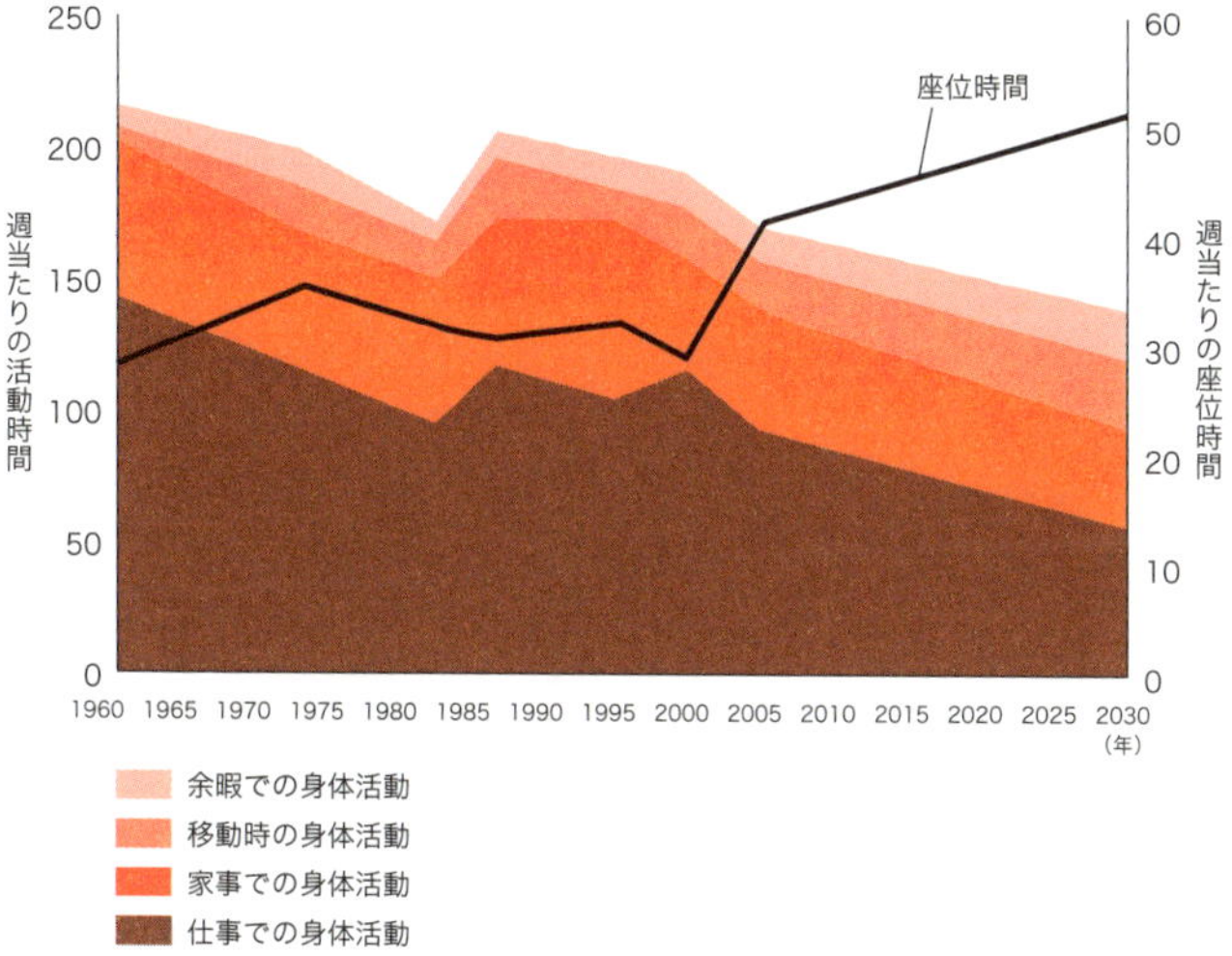

技術革新にともなう生活環境や仕事環境の変化が、身体活動を劇的に減少させ、座位行動の増加を招いている

イギリスのオックスフォード大学が発表している「今後10年になくなる仕事」では、これまで人間しか行うことができないとされていた作業が機械に代わっていき、多くの仕事がなくなるとされています。機械化・OA化によって体を動かす仕事がどんどん減っていくのです。

機械化・OA化が私たちから身体活動を奪っていき、消費エネルギー量の減少が進むことが予想されます。

テレビの見すぎが肥満を招く

みなさんは、「1日に何時間くらい座っていますか?」と聞かれて、正確に答えられるでしょうか。

ふだんは意識していないことなので、すぐには答えられないかもしれません。しかし、「テレビを1日何時間見ていますか?」と聞かれると、いくつかの番組名が思い浮かぶでしょう。それらの放送時間を合計すると、テレビを見るために座っている時間がわかります。

テレビ視聴時間は、座っている時間の代替指標といえるのです。

テレビ視聴以外に、家庭における座りすぎの原因としては、子どもはゲームの影響も大きく、大人ではＤＶＤの視聴などがあります。私たちは仕事や学校以外の時間では、テレビモニターの長時間視聴など、座って楽しめるエンタテインメントに時間を費やしがちです。

テレビ視聴について、イギリスで行われた興味深い調査を紹介しましょう。

高齢の人たち約６８００人が、どんな内容のテレビを見ているかを調べたところ、スポーツ番組が多いことがわかりました。それにはケーブルテレビ放送の普及が一役買っていました。

地上デジタル放送では１日中スポーツ番組を放映しているということはありませんが、ケーブルテレビでは、午前中にテニスを見て、昼間はサッカー、夜は野球を見るというように、１日中スポーツを見ることも可能です。この調査では、スポーツ番組を長時間見ていることと肥満が深く関係することがわかったのです。[9]

言うまでもなく、同じスポーツ観戦でも、スタジアムに行って観戦する行動と、テレビで観戦することとは、まったく異なる活動です。テレビ観戦は体を動かすことにはつながっていません。

もしかすると、テレビでスポーツ番組を見ながらスナック菓子を食べたり清涼飲料水を飲んだりすることが肥満につながる可能性が高いのかもしれません。

私たちは、スタジアムに行かなくても、家にいてテレビでスポーツを観戦できます。科学技術の進歩はすばらしいことですし、これからもますます便利さを追求していくことになるでしょう。しかし、「便利なこと」「快適なこと」は体を動かさないことにつながっています。

体を動かさなければいけないことが不便で、動かさないことが便利で快適という考え方で技術が発達していけば、私たちはますます座りすぎになって、それが健康に悪影響を及ぼしていくことになるでしょう。

それを端的に示した風刺イラストがあります（左ページ図表6）。人が細くてテレビが大きかった時代から、テレビが薄くて人が太った時代になってしまったのです。

そして、長時間のテレビ視聴は、「心血管疾患リスク」「過体重・肥満」「糖尿病」「がん」「メタボリックシンドローム」「耐糖能異常・心血管代謝疾患・バイオマーカー」「総死亡・心血管疾患死亡」などの健康リスクと密接に関連していることが示されています。これらの健康リスクについては、のちほどくわしく説明します。

図表6

テレビが薄く、人が太った時代

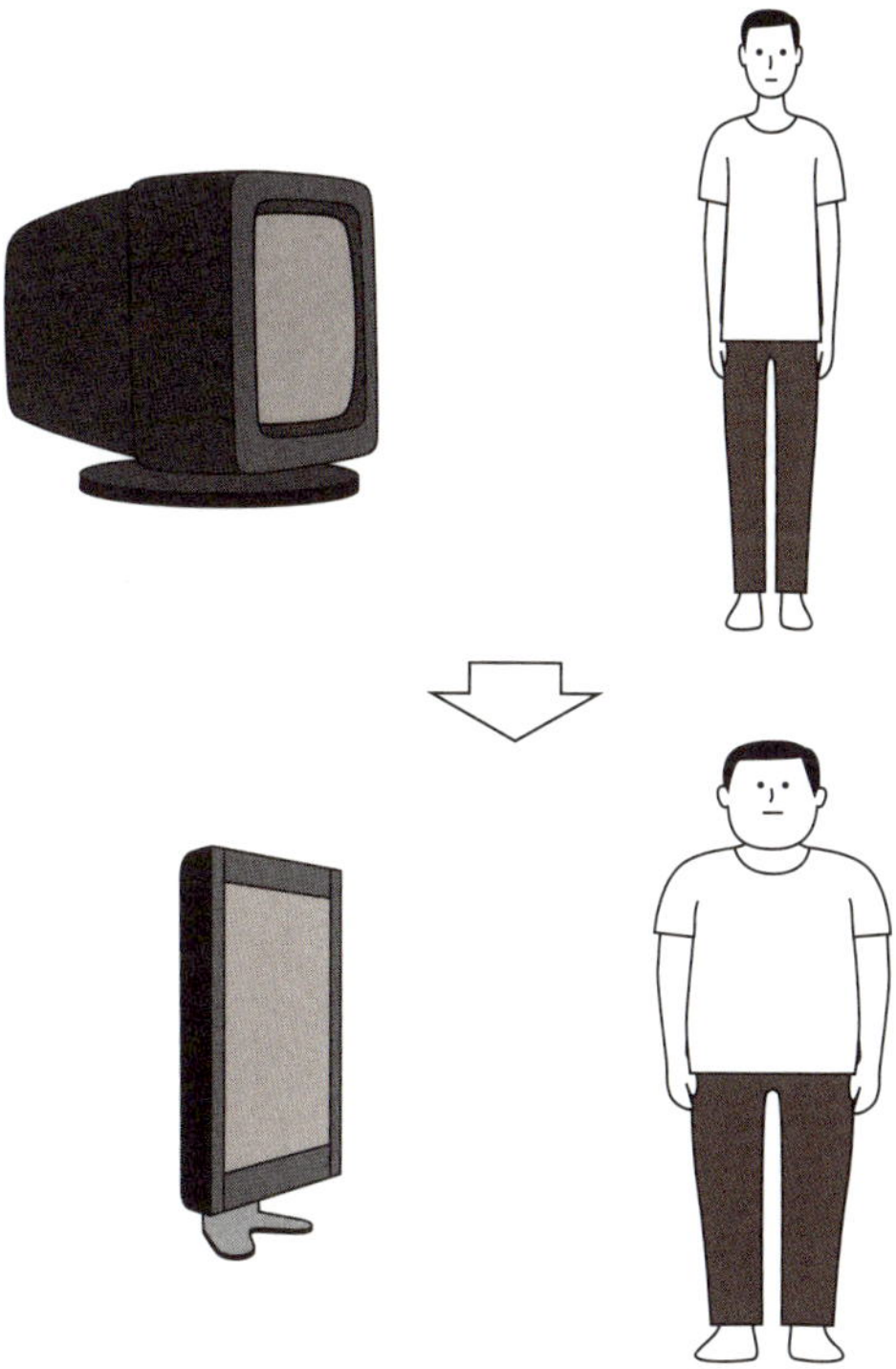

1日2～4時間のテレビ視聴がもたらす健康リスク
- 心血管疾患リスク
- 過体重・肥満
- 糖尿病
- がん
- メタボリックシンドローム
- 耐糖能異常・心血管代謝疾患・バイオマーカー
- 総死亡・心血管疾患死亡

座る時間がどんどん増えている

最近では、テレビ視聴に加えて、パソコンの使用時間が長くなっています。次ページのグラフは、「日本人の1日のテレビ視聴時間」（図表7）と「日本人のインターネット利用時間」（図表8）を示しています。[10] テレビ視聴時間は、男女とも年齢が上がるにつれて増えていっています。テレビを見る時間が家で座っている時間の指標になることを思い出してください。年齢が上がるにつれて、より座りすぎに注意しなくてはならないことがわかります。

現在ではテレビ視聴に加えて、パソコンの利用が座りすぎを助長しています。グラフにあるようにインターネットの利用時間が増えています。[11] 家の中でインターネットを使うときは、座っていることが多いと考えられます。

座りすぎ研究の初期の頃は、テレビ視聴とパソコン使用とをトータルして「スクリーンタイム」（スクリーンに向かっている時間）という概念で研究されていましたが、「テレビを見ることとパソコンを使うこととの影響は、違うのではないか」と考える研究者もいます。

図表7

日本人の1日のテレビ視聴時間

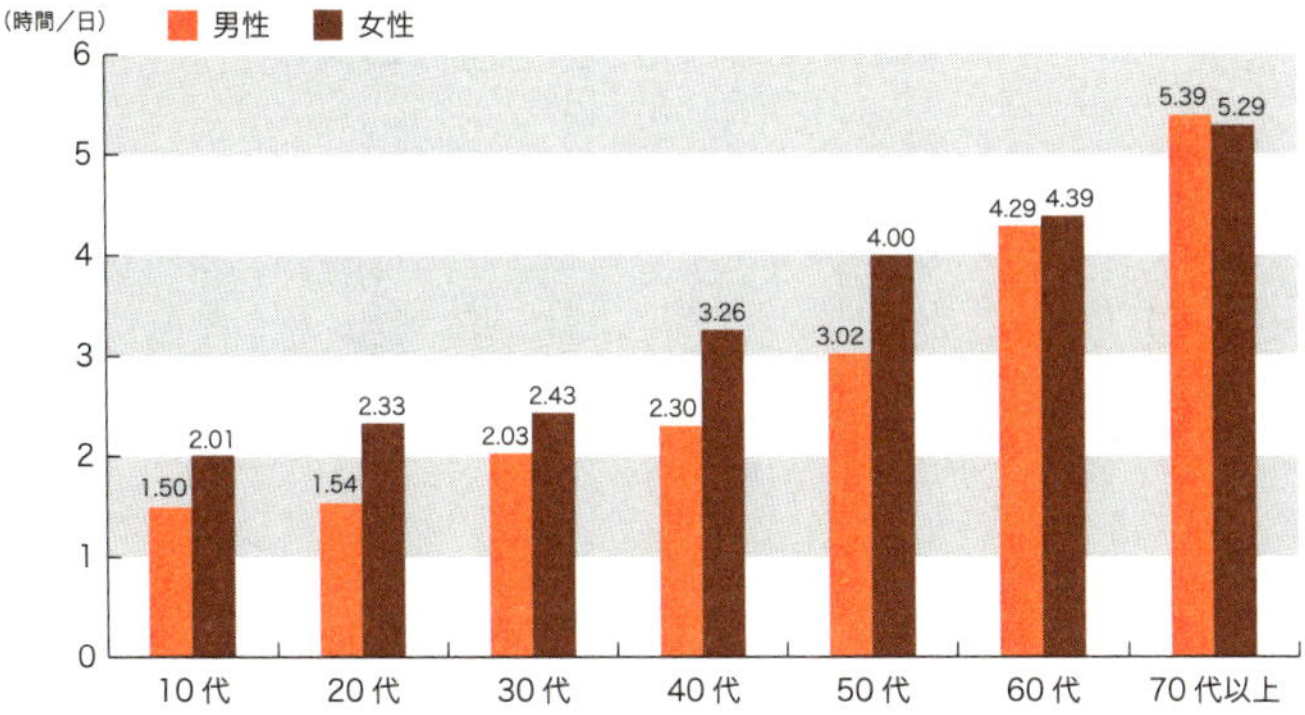

図表8

日本人のインターネット利用時間

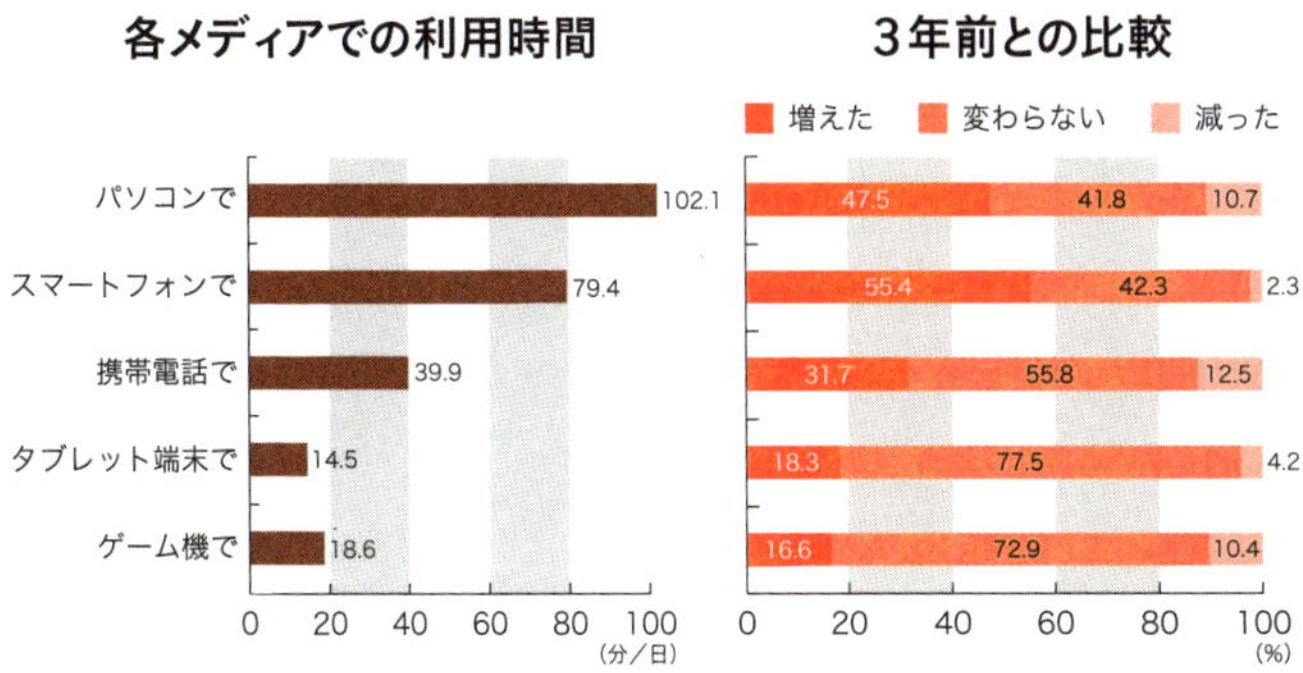

テレビは受動的なものですが、パソコンはキーボードを使って調べものをするなど能動的な使い方をします。認知機能に着目すると、テレビをずっと見ていることが多い人（とくに高齢者）は、認知機能が下がりやすい一方、同じ座位行動でも、パソコンを頻繁に使っている人たちは、認知機能が維持されるようです。[12]

これらの関係性は今後くわしく調べていかなければならないテーマですが、同じ座位行動でも、テレビ視聴とパソコン操作では、健康に対する影響はそれぞれ異なるのかもしれません。それ以外にも本や新聞を読む、友人とおしゃべりをするなど、同じ座って行う活動でも、それぞれが健康に及ぼす影響にどのような違いがあるかは、まだ十分な調査結果はありません。

最近は、クルマの自動運転の研究開発がニュースでよく取り上げられますが、これが完成すれば体も頭も使わずに移動ができることになります。たしかに交通事故は減るかもしれませんが、同時に私たちの能力を奪うことにもなります。

これから数十年後の人間は、認知機能も運動能力も一気に衰えているのかもしれません。

3 なぜ座りすぎがいけないのか

運転手よりも車掌が健康な理由

ここまでの説明を読んで、

「自分が座りすぎているなんて、思っていなかった」

「座りすぎがよくないなんて、知らなかった」

という方がほとんどでしょう。

じつは「座りすぎは健康によくない」と言われ始めたのは、ごく最近といってもいいくらいなのです。


1950年代、世界的に評価の高い医学雑誌の一つ「ランセット（The Lancet）」誌に、ロンドンの2階建てバスの運転手と車掌の労働時の活動状況と病気のリスクに関する研究報告が公表されました。[13]

運転手は座席に座りっぱなしですが、車掌は切符を切ったりするために1階と2階を行き来することで歩きまわります。この両者の心臓発作と心臓病による死亡のリスクを比べた結果、心臓発作、心臓病による死亡ともに運転手のほうがリスクが高く、とくに55歳以降はその影響が大きいことがわかったのです。

この研究では、運転手（座りっぱなし）と車掌（動きまわる仕事）の消費エネルギーの違いが着目されました。車掌はよく動いているから、運転手に比べて病気になるリスクが低いのだろうという考察でした。

つまり運転手の座りすぎではなく、よく動く車掌の身体活動（運動）が注目されたわけですが、もし、運転手が座りすぎであるという点に着目していれば、現在のような座位行動の研究がもっと早くから発展していたかもしれません。

この研究では、座りすぎには十分に焦点は当てられていませんでしたが、見方を変えれば座りすぎによる健康へのリスクを最初に指摘した報告といえるでしょう。今から考えると、これが座りすぎと健康へのリスクに関する研究のルーツといえます。

さらにいえば、身体活動・運動の疫学研究のなかでも、とくに「体を動かすこと」

に着目した最初の研究だといえます。

この報告がなされた時代は、「余暇の運動が重要だ」と言われ始めた頃でもあります。その後1980年代のアメリカで、定期的に運動をしたほうがいいということで、フィットネスという言葉や体力づくりが流行し始めました。

さらに、90年代のなかばからは、フィットネス、スポーツなどを含めた運動（エクササイズ）だけでなく、日常の身体活動の重要性が指摘され、この分野の研究に大きな変化が起こりました。

運動を含め、日常のこまごました身体活動にもっと着目しようという機運が起こり、そこから現在の日常生活全般の身体活動と健康づくりに関する研究が進んでいったのです。そして最近の研究では、適度な身体活動を行っていたとしても、それ以外の多くの時間に座りすぎている場合、さまざまな健康リスクが高まることが指摘されるようになりました。

座りすぎが健康リスクを高めていた

私の共同研究者でもあるオーストラリアのネヴィル・オーエン博士が、2000年に「エクササイズ・アンド・スポーツ・サイエンス・レビュー」誌に座位行動に着目した論文[14]を発表して以来、座りすぎに関する研究が盛んに報告されるようになりました。それを示しているのが左ページの図表9です。

これは、論文検索のためのPubMedというデータベースで、「sedentary behavior」(座位行動)という検索語を用いて2000年以降に発表された論文を検索・精査し、年ごとの数の推移を示したものです。[15]

検索の結果、1091件が関連論文として抽出されました(2016年5月13日現在)。

グラフを見ると、発表論文数が徐々に増加し、2010年以降は急速に報告数が増えていることがわかります。今後もさらに多く報告がなされていくことが予想されます。

発表された論文を世代ごとに分けてみると、2010年くらいまでは、子ども・青少年を対象にした研究が中心に行われ、全体の半数以上を占めていましたが、最近は壮年・中高年や高齢者、さらには成人全体(多世代)を対象にした研究が報告されるようになってきました。

図表9

「座位行動」研究の世界的動向

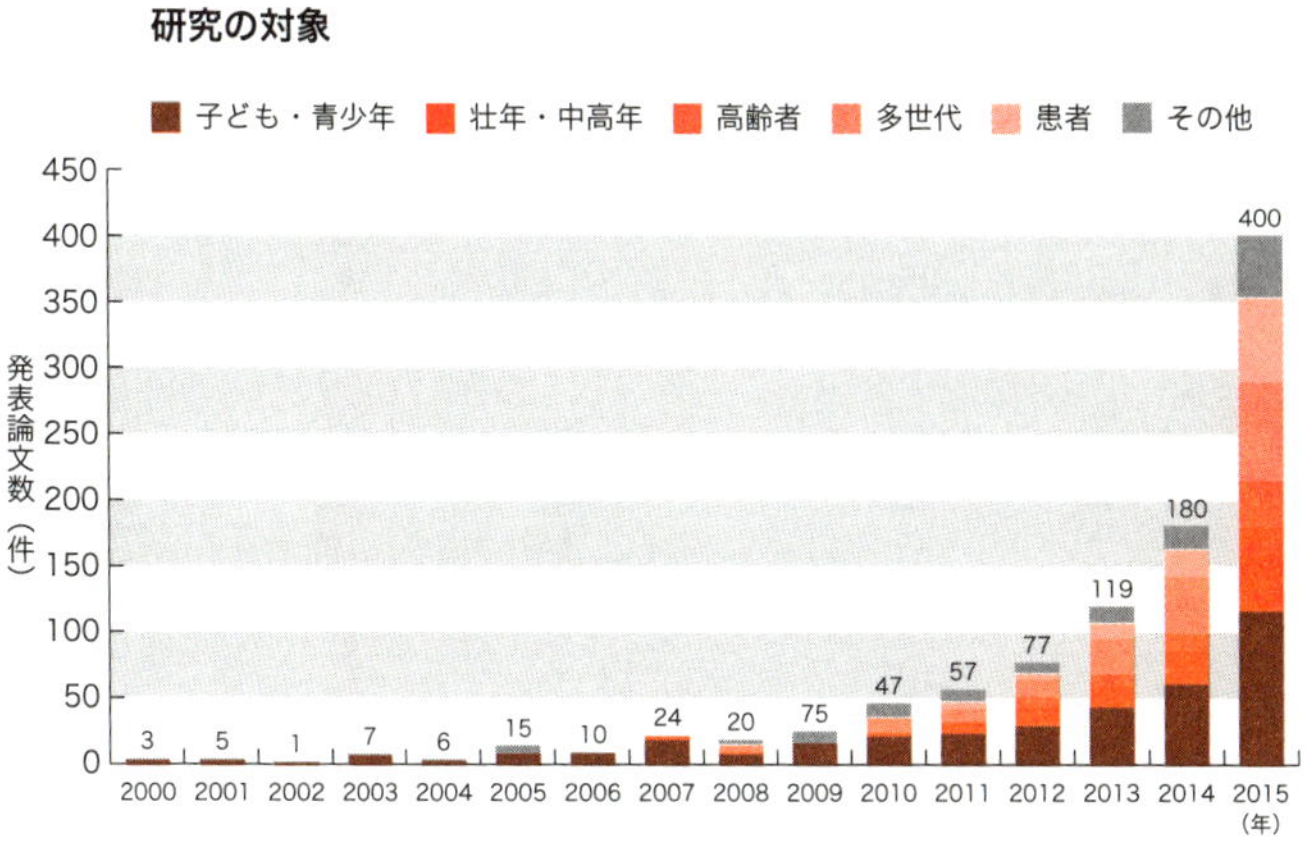

「座位行動」に関する発表論文数は徐々に増え、
2010年以降は急速に報告数が増えている

近年は、脳卒中や糖尿病、線維筋痛症、がんサバイバーなどの患者を対象にした研究も散見されます。こうした研究からわかった「座りすぎ」による健康リスクについて述べていきましょう。

テレビの見すぎは糖尿病とも関連している

テレビ視聴時間と病気との関連を調べた研究があります。テレビを見ること自体に問題があるのではなく、テレビを見るために座り続けていることが問題です。それによって、病気や死亡のリスクが高まることがわかってきました。

2000年頃から、アメリカの医学会誌「JAMA」をはじめとするさまざまな専門誌で、テレビ視聴時間と肥満や糖尿病の関係などについて、かなり大規模な研究の成果が発表されるようになりました。

2003年には、「看護師健康調査」(Nurses'Health Study)に参加した女性を対象に、テレビ視聴時間と、肥満および糖尿病の発症との関係が報告されました(左ページの図表10参照)。

図表10
テレビ視聴時間と、肥満および糖尿病の関係

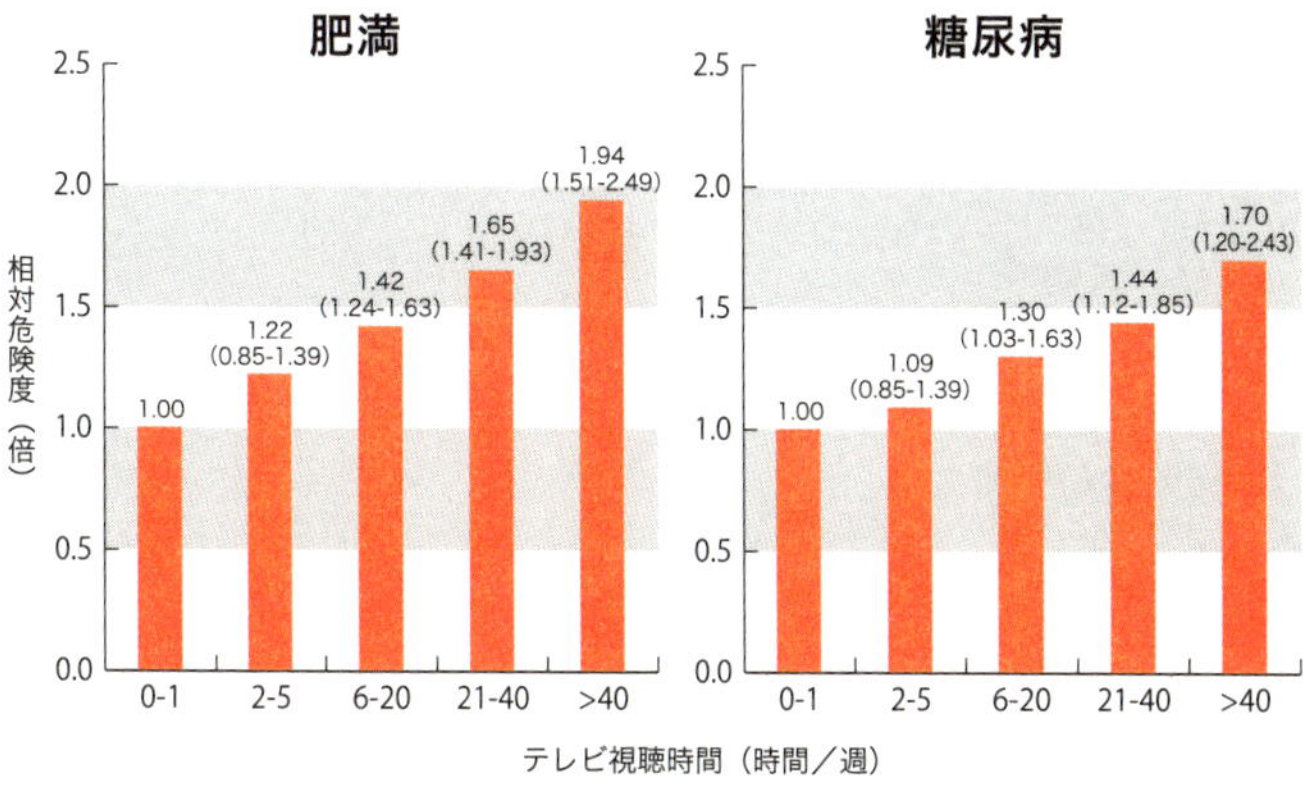

年齢、ホルモン利用、飲酒状況、喫煙状況、糖尿病の家族歴、身体活動、グリセミック負荷、多価不飽和、脂肪酸、食用繊維、トランス脂肪酸を調整

アメリカで行われた「看護師健康調査」によると、テレビ視聴時間が1日に2時間増加するごとに肥満リスクが23％、糖尿病の発症リスクが14％高まることが明らかになった

6年間にわたる追跡調査の結果、テレビ視聴時間が1日に2時間増加するごとに、肥満リスクが23％、糖尿病発症リスクが14％高まることが明らかになりました。[16]

年齢や喫煙状況、身体活動、食生活などの影響を統計学的に調整したうえで、肥満リスク、糖尿病発症リスクが高まることがわかったのです。

この研究以後、多くの研究者が「テレビ視聴にともなう座りすぎの健康リスク」に注目するようになり、研究データが少しずつ増えていきました。

長時間座り続けることがいけない

日本の国民健康・栄養調査にあたるアメリカの「全国健康栄養調査」（NHANES＝National Health and Nutrition Examination Survey）では、2003年から調査協力者に加速度計（物体の振動や物体の運動の加速度を測定する装置）を装着してもらって、日常の身体活動や座位行動の客観的な評価を行っています。

その2003～04年のデータを分析した研究では、左ページの図表11のように、アメリカ人の成人ではほとんどの世代で男女とも、起きている時間のうち座位行動が50％以上を占めており、世代が上がるほどその割合が高くなることが示されました。[17]

図表11
アメリカ人が1日のうち座っている割合

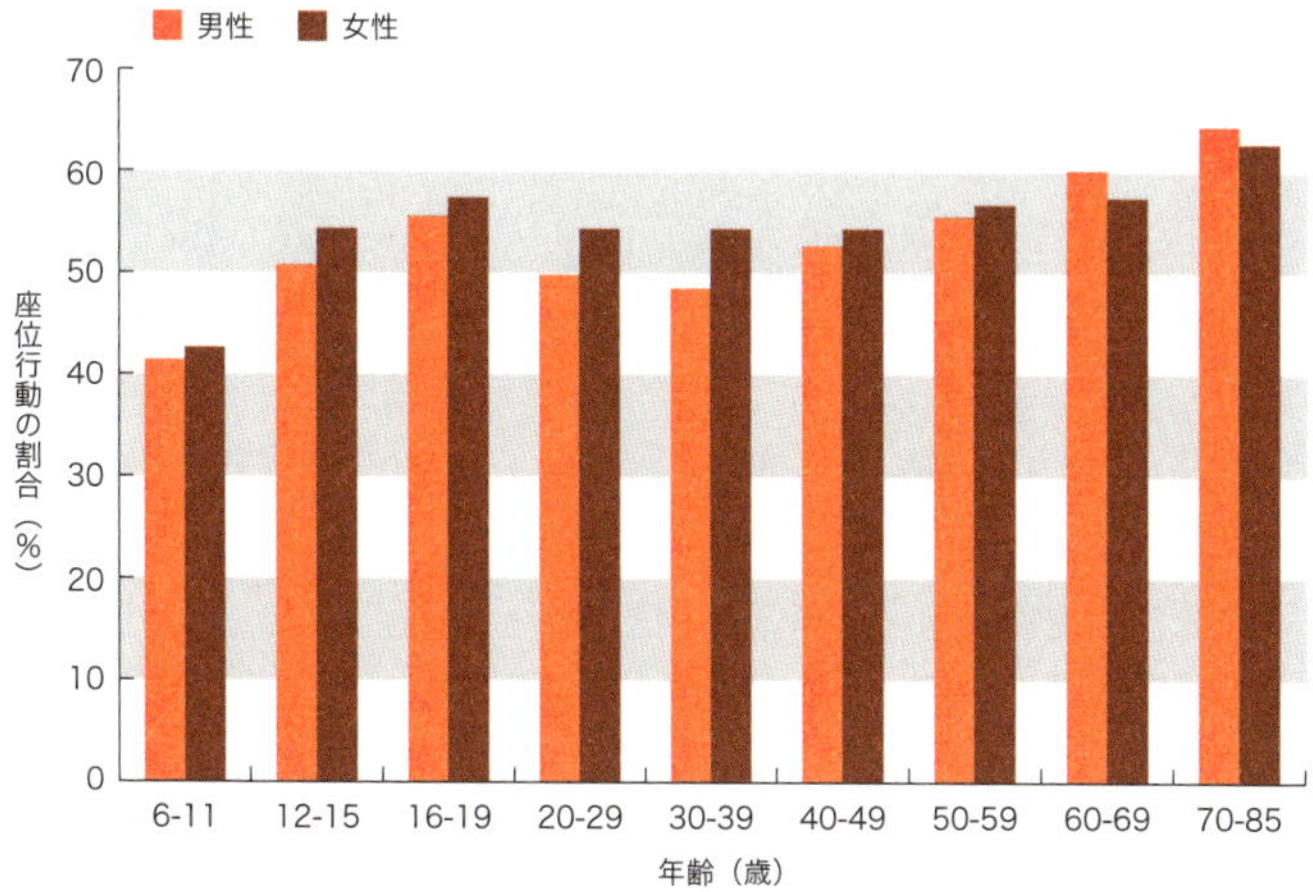

アメリカ人（成人）は、ほとんどの世代で男女とも、起きている時間のうち座位行動が50%以上を占め、世代が上がるほどその割合は高くなる

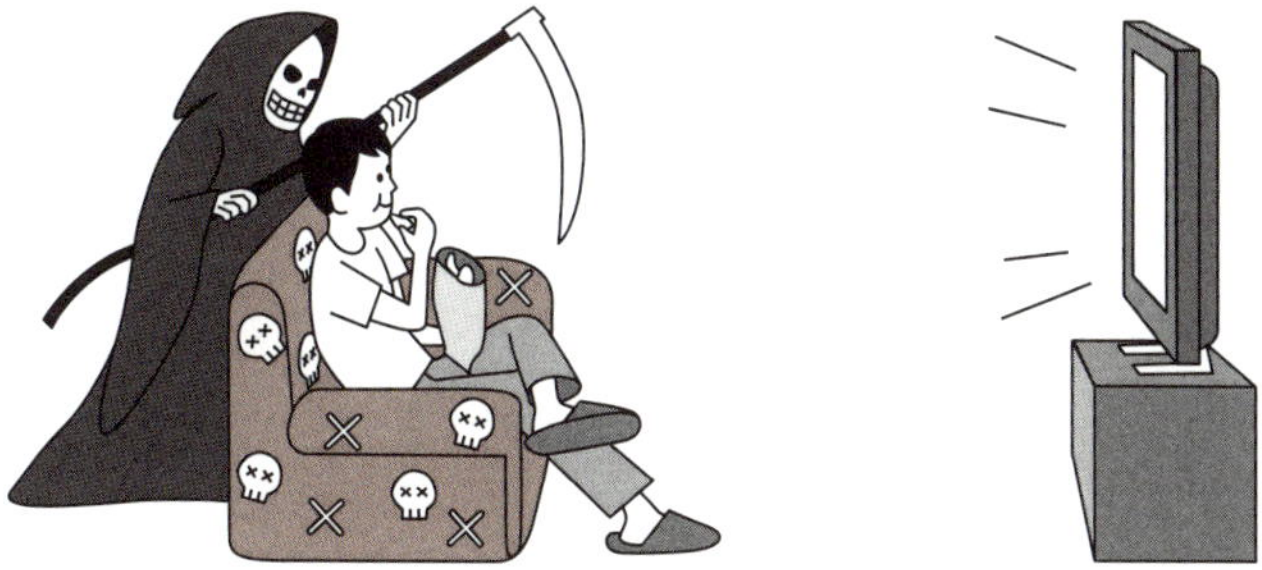

このように、加速度計で座位時間の具体的な数値が測定できるようになったため、座りすぎの研究はさらに精度を高めていきました。これまで、1日の座位時間を評価する際に、主観的な報告では正確に評価できない可能性があるという問題がありましたが、加速度計で客観的に評価できるようになり、研究が進展しました。

加速度計でデータを取ると、1日全体でどれくらい座っているかだけではなく、1分間にどれくらい立って動くかもわかります。30分以上連続して座っていることが1日に何回あるか、また、長時間連続して座っている時間の合計もわかるわけです。

研究では、1回に連続して座っていることをあらわす概念として「バウト」という用語を用い、座っていた状態から一定時間立ったり動いたりすることを「ブレイク」と呼んでいます。加速度計を使うことで、それらが1日にどれくらいあるのかを、さまざまな客観的なデータで見られるようになりました。

たとえば、1日トータルの座位時間が同じでも、長時間連続して立っていたり座っていたりするパターンが多い人と、立ったり座ったりを短時間で頻繁に繰り返している人とでは、後者のほうが健康リスクが低い可能性があることまでわかりつつあります。

4

座りすぎが仕事のやる気を奪っている

座りすぎは働く意欲を低下させる

現在、データを集めている調査研究で興味深いのが、「座りすぎ」と「仕事のパフォーマンスや仕事に対する意欲・態度」との関係です。

生産性とワーク・エンゲイジメント（活き活きと熱意をもって仕事に臨んでいる状態）について、仕事中の座位時間との関係を調べた結果、生産性やワーク・エンゲイジメントと、仕事中の座りすぎとが強く関連していることがわかりました。[18]

この研究は、20〜59歳（平均年齢40歳）の約2500人（半数が男性）を対象としたもので、生産性については「仕事の効率」にフォーカスして調査しています。

今まで経験した自分の仕事で最高のパフォーマンスと最低のパフォーマンスを思い

出してもらい、それに比べて今週の自分のパフォーマンスがどれくらいであったかを聞いてみました。

20代、30代の若年層と、40代、50代の中年層を比較してみた結果が左ページの図表12です。グラフの薄い色が仕事中の座位時間の少ない群、濃い色が座位時間の多い群を示しています。

仕事中の座りすぎと生産性（仕事の効率）に関しては、中高年ではほとんど関係していませんが、若い人たちでは座っている時間が短い人に比べ、長い人は「ここ1週間に仕事のパフォーマンスが低かった」と回答した人が約1・4倍も多くなっています。若い人では、仕事中の座位時間が長いと「仕事のパフォーマンスが低かった」と感じる人が38％も多くなっているのです。

また、仕事から活力を得て活き活きとして臨んでいるか、仕事に熱心に取り組んでいるか、仕事にやりがいや誇りを感じているかといったワーク・エンゲイジメントと仕事中に座っている時間との関係については、51ページの図表13のとおりです。

こちらのほうは、20代、30代の若い世代では、座っている時間とワーク・エンゲイジメントとの間に特別な関連は認められません。

図表12
仕事中の座位時間と生産性の関連

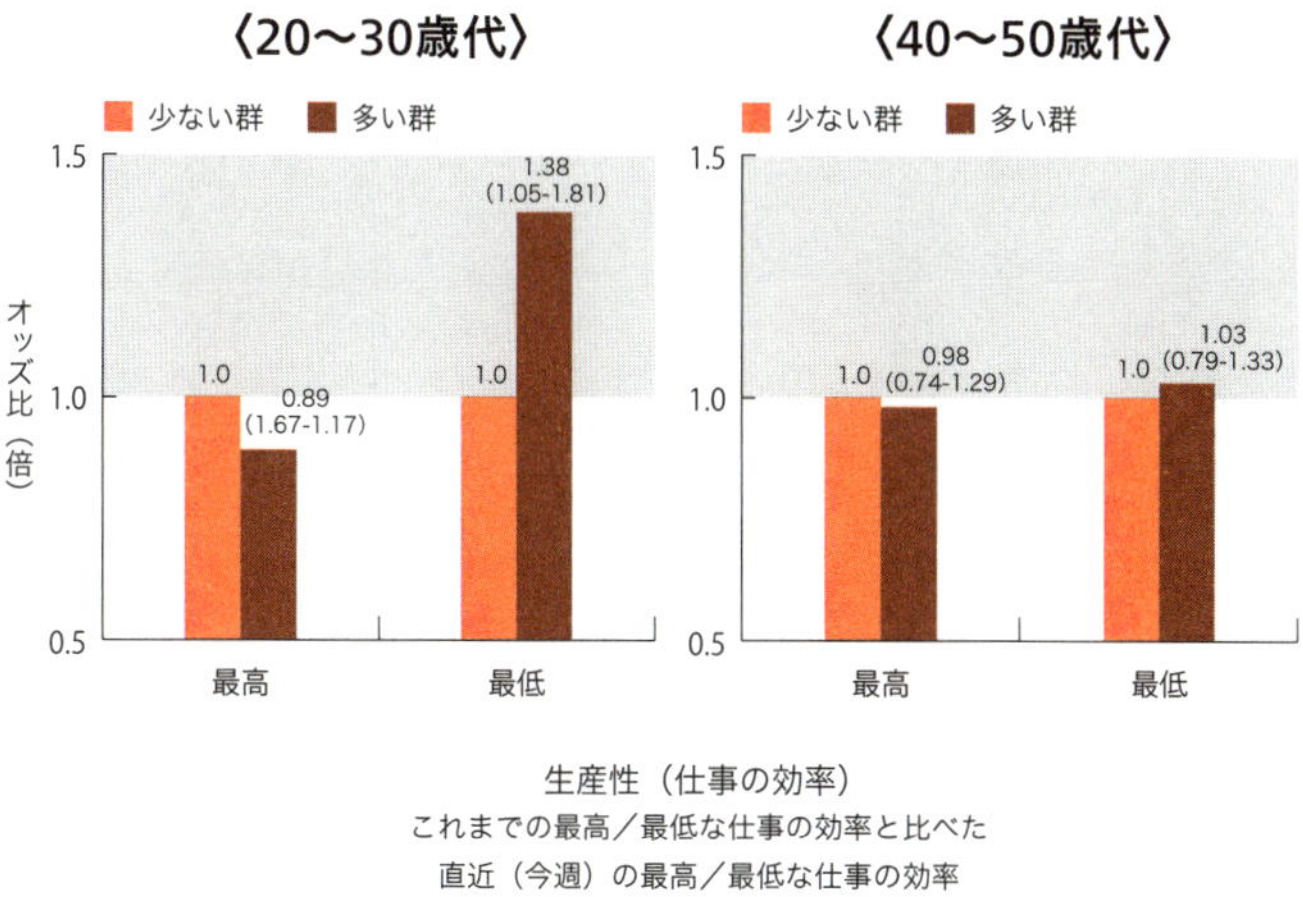

若い人は、仕事中の座位時間が長いときに
「仕事のパフォーマンスが低かった」と感じる人が38%も多い

しかし、40代、50代では、仕事中の座位時間が長い人は短い人に比べ、仕事から活力を得て活き活きとして臨んでいない人が約1・5倍、仕事に熱心に取り組んでいない人が約1・6倍、仕事にやりがいや誇りを感じていない人が約1・5倍も多いことが明らかになりました。

この結果からは、さまざまな考察ができます。

もしかしたら、仕事がはかどらずに残業している結果、ずっと座っているのかもしれません。あるいは座りすぎているから仕事にメリハリがつかず、やる気が落ちていることも考えられます。

はっきりとした因果関係はわかりませんが、座っている時間が多いことと、生産性やワーク・エンゲイジメントが低いと感じることが関連していることは事実です。

この調査では、仕事の効率以外の生産性の指標との関係までは調べていませんが、座りすぎと作業効率の低下や仕事に取り組む姿勢との関係は非常に重要なテーマでしょう。

働く人それぞれにとっても重要ですが、企業の経営者にとっても見過ごせない結果を示しています。

図表13
仕事中の座位時間とワーク・エンゲイジメントの関連

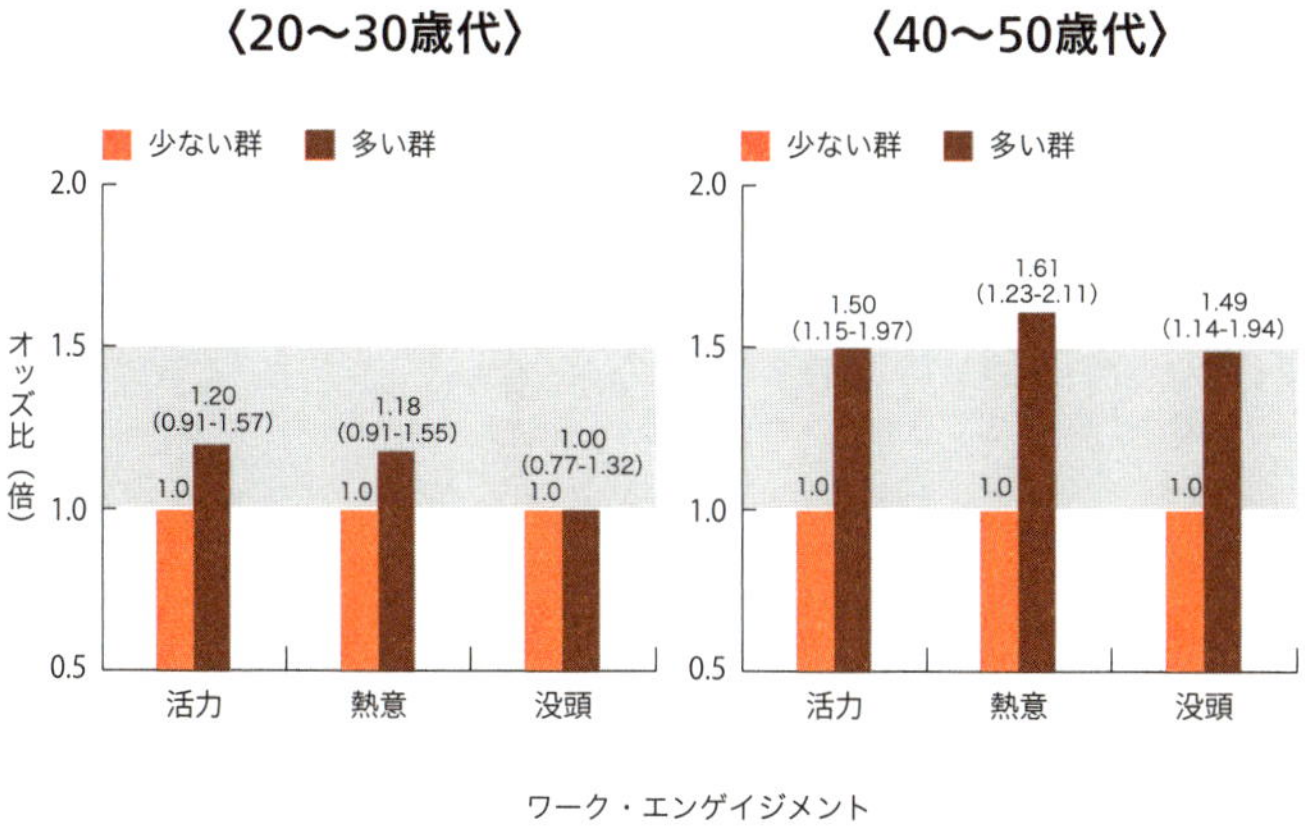

40代、50代で仕事中の座位時間の長い人
- 仕事から活力を得て活き活きしていない
- 仕事に熱心に取り組んでいない
- 仕事に誇りややりがいを感じていない

座りすぎが、仕事の生産性やワーク・エンゲイジメント、そのほかにも社員の職務満足感や疾病就業（プレゼンティズム）、疾病休業（アブセンティズム）などに関係していることを知れば、自社の環境が座りすぎを招いていないかどうか、考えることになるでしょう。座りすぎは、働く人の健康状態だけでなく、労働状態に関する悪い影響も与えているのです。

運動不足と座りすぎは別

運動して多くのエネルギーを消費すれば健康にいいということは、ほとんどの人がわかっていますが、実行できない人も多くいます。

それ以上に私が危惧しているのは、長時間の座位行動が健康リスクを高めていることを知っている人が少ないことです。

座りっぱなしの生活が体に悪いと知っていて座り続けることを選ぶのなら仕方がありません。しかし、座りすぎが健康リスクを高めることを知らずにずっと座り続けている人が、もしそのことを知った場合には意識や生活の仕方を変える人たちもいるはずです。

運動不足を意識している人は多くいますが、座りすぎを意識している人は少ないようです。運動不足と座りすぎは別のこととして考える必要があります。

「最近、運動してないな……」と感じて、余暇に体を動かそうという認識は多くの人がもちますが、「最近座りすぎだなあ」と考えてそれを解消しようとする人はあまりいないでしょう。

まずは、「自分は座りすぎているんだな」と認識することが大切です。そうすることで、職場などでひと息入れるときに、立ち上がって少し動こうと思うようになるかもしれません。

座位行動に関する研究は、15年ほど前から注目され始めたため、まだデータ（科学的根拠など）が多くありません。私たち研究者も、これからさまざまな研究を行っていく必要があることを痛感しています。

しかし現在の研究・調査段階でも、「座りすぎが健康リスクを高める」ということは確実にいえるのです。

第2章

座りすぎが病気のもとになっている

1

運動をしても座りすぎは解消できない

運動時間以外に座りすぎてはいけない

2000年、オーストラリアのネヴィル・オーエン博士がある雑誌の論文で「センタリー・ビヘイビア」（sedentary behavior＝座位行動）という用語を使って、座りすぎの健康リスクに関する研究の必要性を説きました。[19] 座りすぎの研究にもとづいて問題提起をしたのです。

それ以来、テレビ視聴などによる長時間の座位行動（座りすぎ）が肥満や糖尿病などさまざまな病気のリスクを高める、という研究データが少しずつ蓄積されていきました。

それ以前の健康づくりに関する多くの研究では、どちらかといえば身体活動のみに着目し、「中高強度の身体活動を日常生活にとり入れること」が強調されてきましたが、座位行動の研究の結果、「身体活動や運動はもちろん必要だが、同様に座りすぎないことも重要である。3メッツ以上の強度で体を動かすことだけでなく、長時間にわたって座り続けることもやめるべき」という主張がなされるようになったわけです。

ジムなどで体を動かしていても、それ以外の時間はほとんど座っているというのでは、せっかくの運動の効果が減ってしまいます。せっかく体によいといわれていることを行っていても、それ以外の時間にずっと座っていると、健康に対する運動の効果は少なくなってしまうのです。

運動している人は、どうしても運動することに目がいってしまいがちです。ふだん運動を心がけている人は、運動時間以外に座りすぎていてはいけないということを、とくに意識していただきたいのです。

平日の寝不足を休日にまとめてとる、いわゆる「寝だめ」をしても睡眠不足は解消できないように、平日の座りすぎは休日の運動だけでは十分に解消することはできません。

平日ずっとデスクワークを行い、週末にジムへ行って運動するような人のことを「アクティブ・カウチポテト」といいます。

アメリカでは、長イスに寝そべってポテトチップスを食べながらテレビにかじりついている人のことを「カウチポテト」と呼ぶことがあります。カウチ（couch）は寝イスや長イスのこと、ポテト（potato）はポテトチップスをあらわしています。

つまり、カウチポテトな状態だけでなく、週末などにジムに通って運動する人のことを「アクティブ・カウチポテト」と呼びます。

カウチポテトは、毎日、長時間座りすぎていて健康リスクが高い可能性がありますから、ジムなどでの運動はやったほうがいいのは当然です。休日にゴロゴロしてずっと座ってテレビを見ているよりも、少しでも体を動かすほうが健康にとってはいいでしょう。しかし、休日に運動することによって平日の座りすぎを十分には解消することはできません。カウチポテトもアクティブ・カウチポテトも同じ座りすぎリスクを抱えているのです[20]（左ページの図表14参照）。

これまで、「健康づくりのための運動をしましょう！」といえば、3メッツ以上の中高強度の身体活動を増やすことでした。しかしこれからは、左ページのグラフの非アクティブ・カウチポテトのようにできるだけ座り続けないようにし、低強度の身体活

図表14

アクティブ・カウチポテトの行動パターン

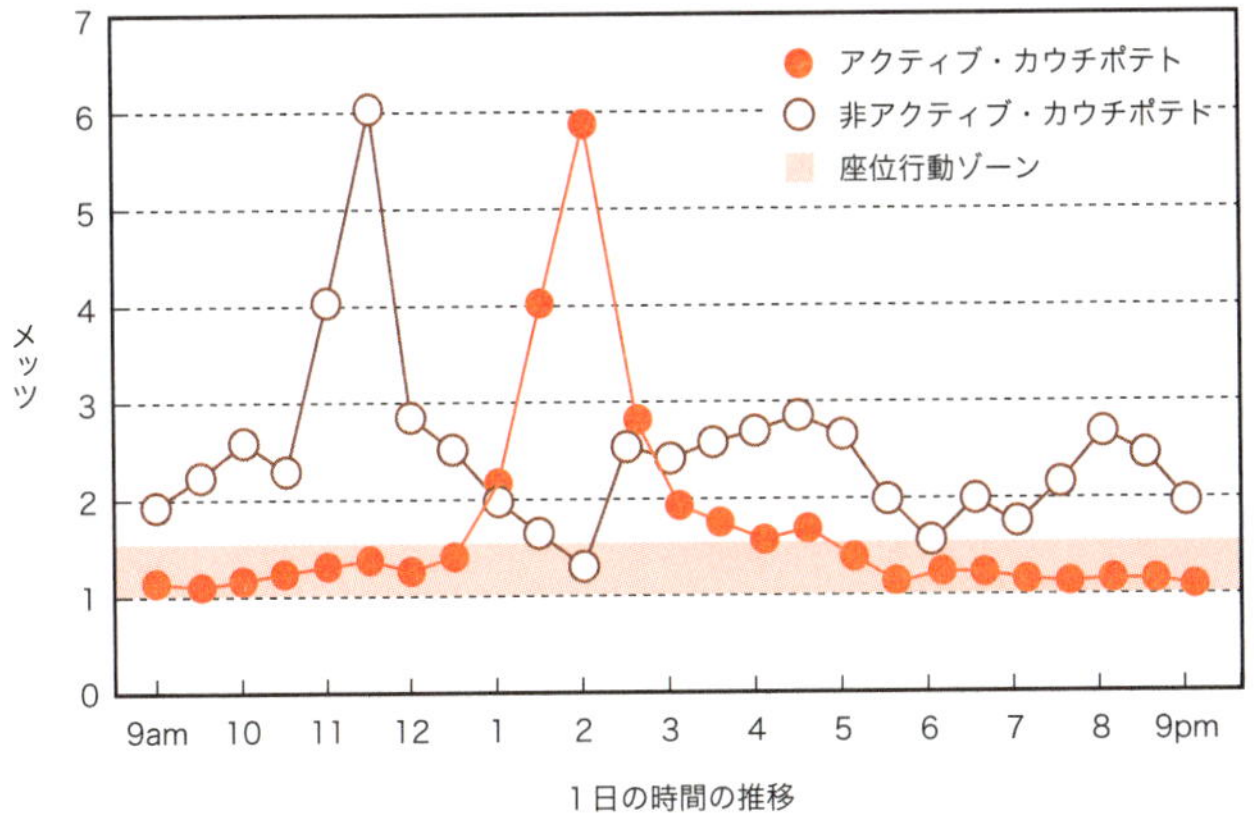

アクティブ・カウチポテトの人は、運動はするが、その以外の時間はほとんど座位行動

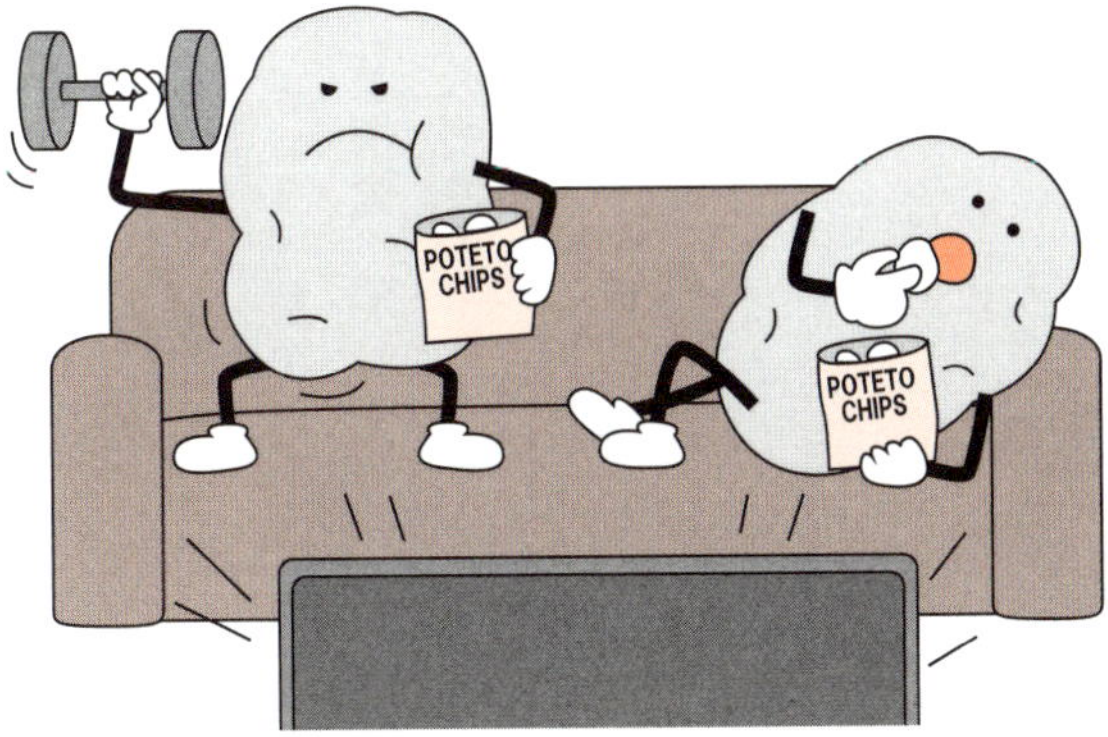

動を増やすことの重要性も認識していただきたいのです。

「座りすぎないこと」の健康への効果

アメリカでは、ペニントン生物医学研究センターのマーク・ハミルトン博士が「インアクティビティ・フィジオロジー」(不活動の生理学)という言葉を使って、普通のエクササイズ・フィジオロジー(運動生理学)との違いを指摘しています[21]。

オーストラリアでは、ベイカーIDI心臓・糖尿病研究所のデイヴィッド・ダンスタン博士らのグループを中心に、座っているときにどれくらいの間隔で、どのような種類の活動でブレイク(一定期間立ったり動いたりすること)すればいいのか、実験的に確かめる研究が盛んに進められています。

たとえば、座りっぱなしの場合と一定時間座ったあとブレイクを入れた場合のそれぞれで、血液検査を行い、食後の血糖値やインスリン抵抗性を調べ、糖尿病にかかわる値を比較する研究を行っています[22]。

被験者に次の三つの条件を施行し、最終的に血糖値やインスリン抵抗性がどれくらい変化するかを見ます。

A：1日7時間ずっと座っている
B：2時間座ったあとの5時間は、20分ごとに2分ずつ立ってゆっくり歩くなどの低強度活動でブレイクを入れる
C：Bのブレイクを、これまで健康づくりによいとされる通常歩行以上の速度で歩くなどの中高強度活動にする

被験者は1時間ごとに血液検査を行い、同じタイミングで試験飲料を飲むなど、条件をそろえて実験を行っています。

すると、食後血糖やインスリン抵抗性の値は、座りっぱなしの条件Aと比べて、BとCの場合はともに2割程度改善したそうです。BとCの場合で改善度にほとんど差はありませんでした。

これまで、血糖値を下げたいときにはしっかり歩くことが奨励されてきましたが、これによって座りすぎないこと（日常生活でのこまごました低強度の活動）でも数値が改善することがわかったのです。

このことから、「仕事中でも、ちょっとブレイクしたほうが健康にいいですよ」とアドバイスできるようになってきました。

図表15

立って動くことによる健康への影響

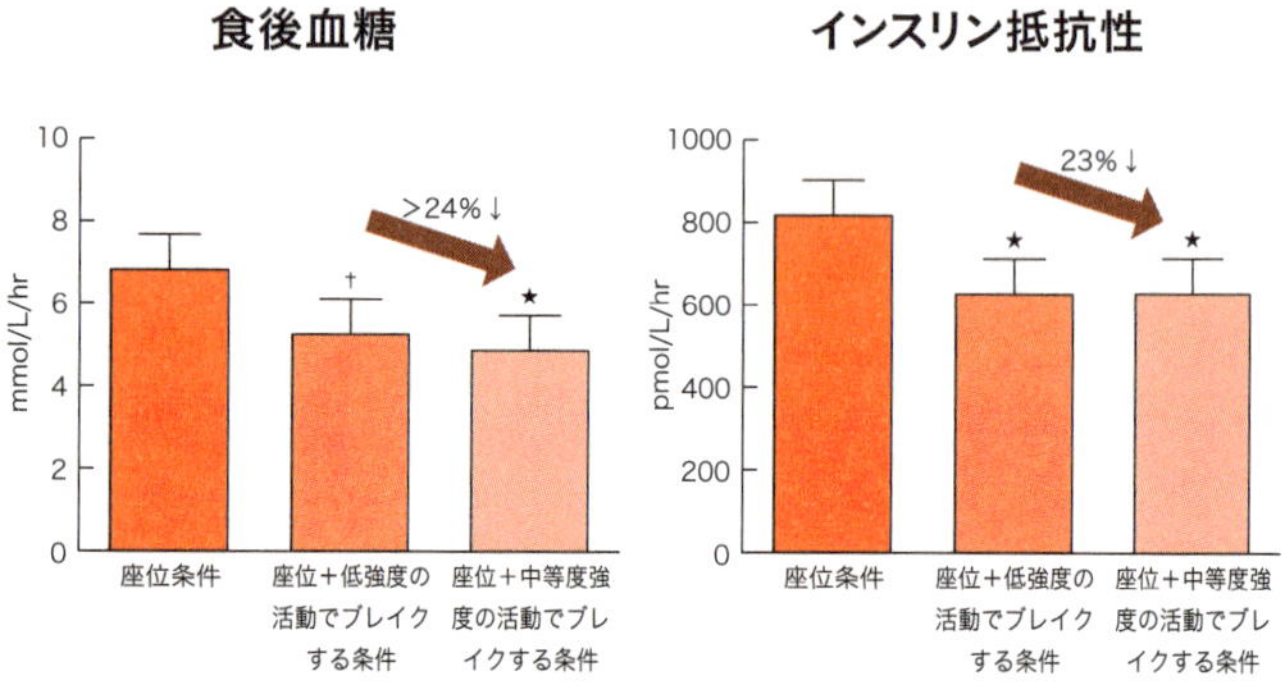

低強度活動による中断でも、中高強度活動による中断でも同じように改善が見られる

ブレイク（立って動くこと）するときに、「中高強度の運動をしなければいけない」となると荷が重く、できないことが多いでしょう。体力づくりにはウォーキングやジムで汗を流すことが効果的ですが、健康づくりのためには、仕事場でちょこちょこ動いているだけでもじつは効果があるのです。

血糖値やインスリン抵抗性などに問題がある糖尿病予備軍の人でも、「激しい運動をしなくても、長時間座り続けないように、立ち上がって少し歩くだけでも効果がある」とわかれば、行動に移しやすいのではないでしょうか。

今度は、1時間に1回立って動けばいいのか、それとも30分ごとに1回がいいのか、さらにはどのような内容の活動（歩行や筋力トレーニングなど）でブレイクすればよいのかなど、どのような活動でどれくらい動けばいいのかを確かめるための実験が非常に重要になると思います。

2

座りすぎが健康リスクを高める理由

事務系の女性は注意が必要

座りすぎが健康リスクを高めることがわかるまでは、デスクワーカーが仕事中にどれくらいの時間座っているかなど、詳細に調べられてはいませんでした。健康づくりに関する調査を行う際も、事務系などのデスクワークか、立ち仕事が中心か、肉体労働かという仕事の形態だけを聞いて、就業中の座っている時間に関しては問題視されていませんでした。最近になって、座位行動と健康リスクとの関係についての研究が急速に進んできました。

イギリスで約1万1000人を13年ほど追跡し、その間にがんや心血管疾患などで亡くなった人について調べた研究があります[23]（左ページの図表16参照）。

図表16

仕事中の座位行動と死亡率との関連

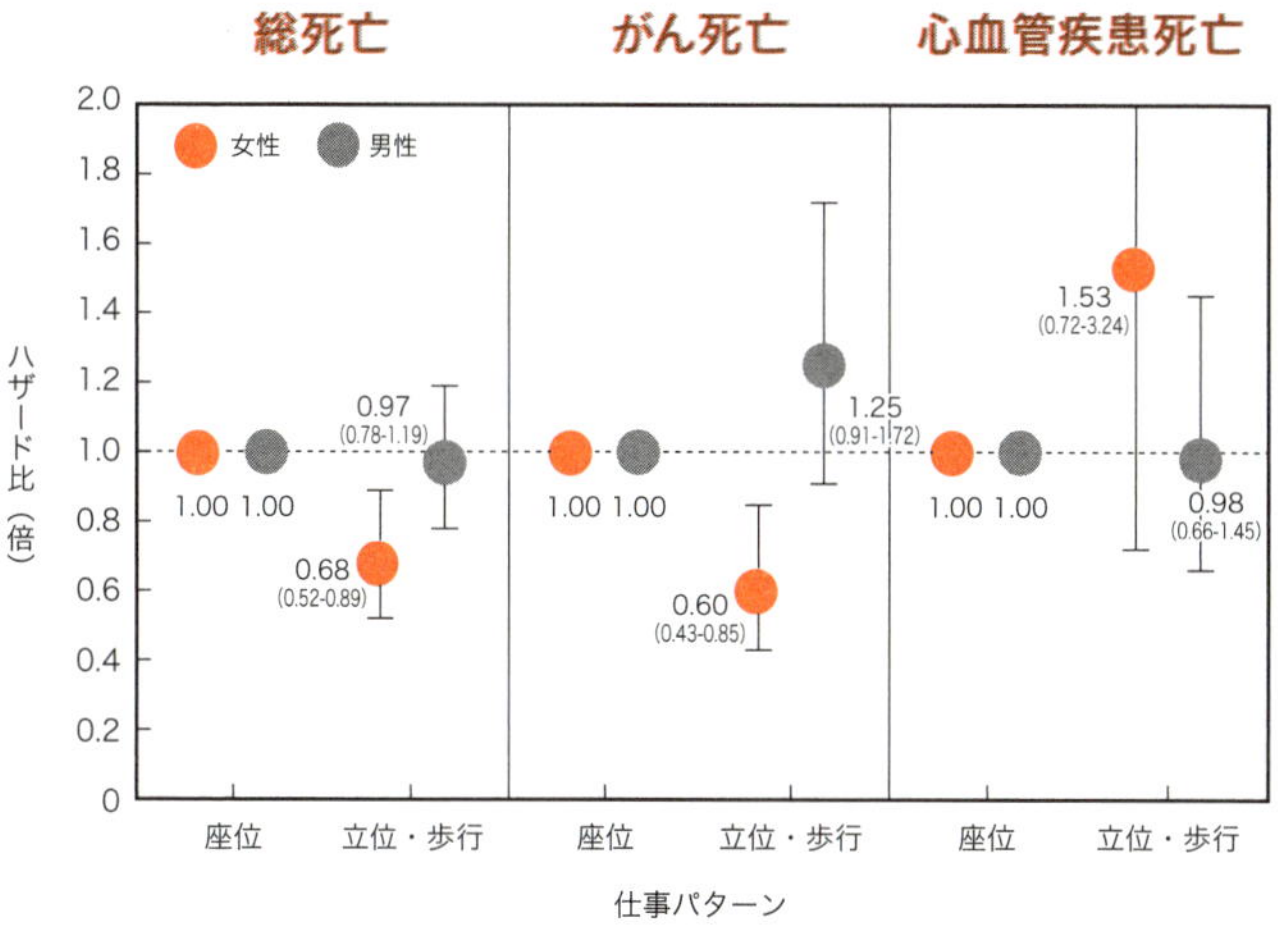

年齢、腹囲径、主観的健康度、心理的健康、飲酒頻度、喫煙状況、仕事時間以外の身体活動、冠動脈疾患既往歴（狭心症・脳卒中・虚血性心疾患）、がん既往歴、職業階級、教育歴を調整

デスクワークの多い人に比べて、立ったり歩いたりという身体活動をともなう仕事の人は、総死亡リスクが32％低く、がんで亡くなるリスクが40％低い

それによると、女性に関して、座り仕事の多い人に比べて、立ったり歩いたりといった身体活動をともなう仕事の人は、総死亡のリスクが32％ほど低くなっていました。また、がんで亡くなるリスクに関しては40％も低いという結果でした。

なぜ、男性では同様の結果が見られなかったのかについては、さらに研究成果を蓄積していく必要がありますが、デスクワークの多い女性にとっては気になる研究結果でしょう。

座りすぎが健康リスクを高めるしくみ

なぜ座りっぱなしの状態が続くと、肥満や糖尿病などのリスクが高まるのか。

そのメカニズムについては、いまだ十分に解明されていませんが、ここでは、近年の座位行動研究の分野で注目されている心血管・代謝疾患について、その発症や機能低下が生じるメカニズムを、現段階で想定されている説にもとづいて紹介しましょう（左ページの図表17参照）。

一般に、立っているときは姿勢を維持するためにふくらはぎの筋肉が持続的に使われ、歩行ではさらに太ももの大きな筋肉が盛んに使われます。

図表17

座りすぎが健康リスクを高めるメカニズム

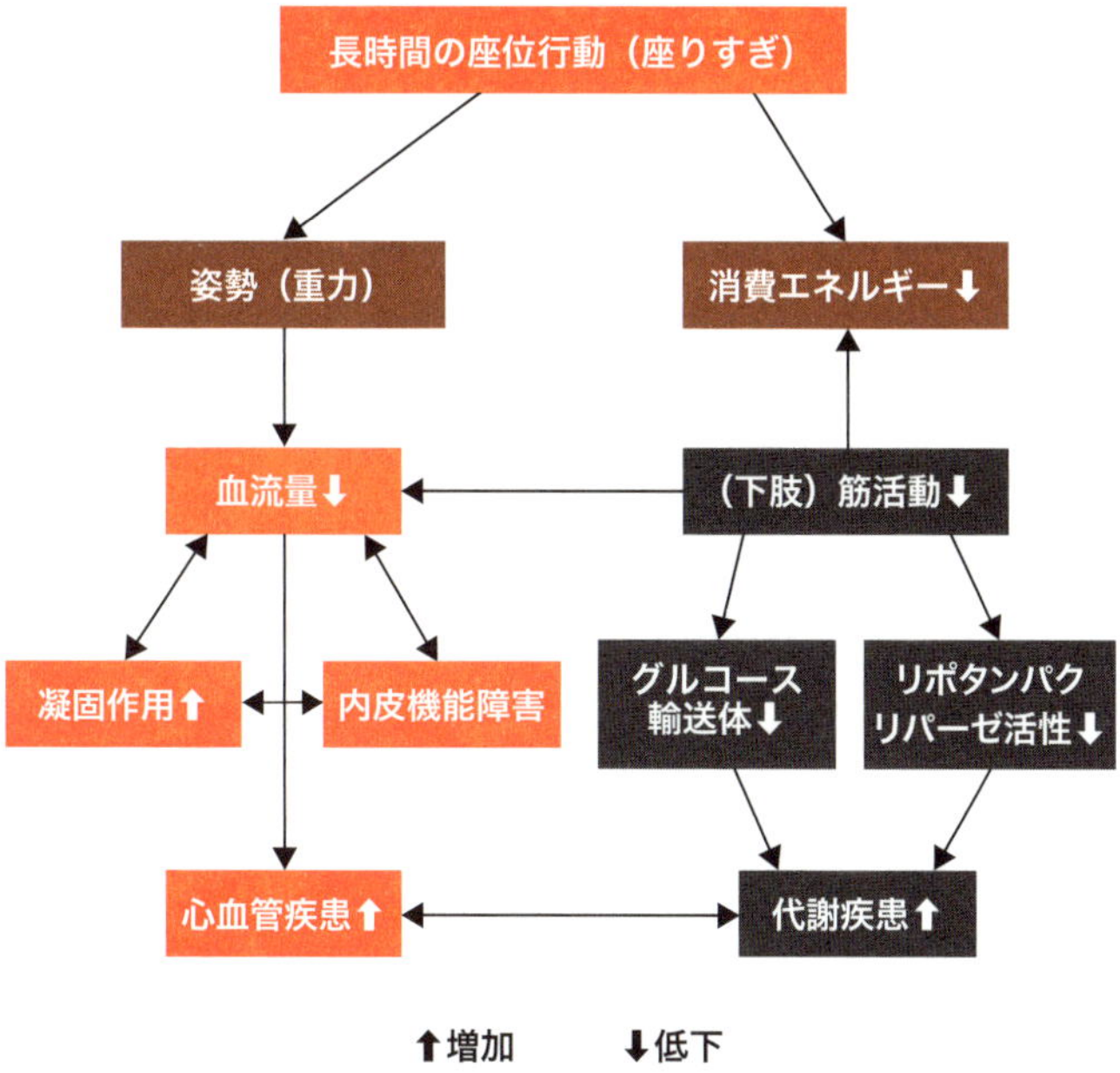

このような身体活動にともなって生じる筋収縮が、インスリンの作用とは独立して糖（グルコース）を運ぶグルコース輸送体（GLUT4）を細胞膜へと移動させ、血液中のグルコースの細胞内への取り込みを促したり、筋肉組織上のリポタンパクリパーゼ（LPL）と呼ばれる酵素を活性化させ、血液中の中性脂肪の取り込みを促進させたりします。

一方、立っているときや歩行時に比べて、座っている姿勢では下肢の筋収縮がほとんど生じません。そのため、座位姿勢が長時間続くとGLUT4やLPLの働きが悪くなり、結果として血液中のグルコース濃度や中性脂肪濃度が高まると考えられます。また、座りすぎが血管機能を低下させる可能性も示されています。

長時間の座位姿勢によって下肢で赤血球がかたまりやすくなり、血液の粘り気と、炎症の有無や程度を示す炎症マーカーが高まることが指摘されています。

座っている姿勢を続けることで筋交感神経活動が高まり、血圧を上昇させ、血管機能を低下させることも報告されています。

以上のようなメカニズムによって、座りすぎが代謝疾患や心血管疾患リスクを高めていると考えられているのです。

一方、運動することで病気が予防できるというメカニズムとは異なる、インアクティビティ・フィジオロジー（不活動の生理学）があるのではないか、という指摘は以前からなされていました。

体のなかでいちばん大きな筋肉があるのが、大腿部（太もも）です。座りすぎることで太ももの筋活動が低下し、血流も悪くなり、それが病気につながるという考えです（次ページの図表18参照）。

筋電図データでは、立つとどれくらいの筋活動になり、4歩歩くとどれくらいの筋活動になるかが示されています。座っているとほとんど筋活動はありませんが、イスから立つと体重を太ももなどで支えるため、大きな筋活動が起こります。[24]

食後血糖に関する最近の実験では、長時間座ったあとに立って少し動くブレイクで数値が改善しますが、ただ立つだけのブレイクでは改善は見られないという研究結果も報告されています。[25]

こうした研究結果をふまえて、私はただ立つだけではなく、「立ってちょっと動く」ことの必要性を訴えています。

図表18

体の動きと筋肉の活動

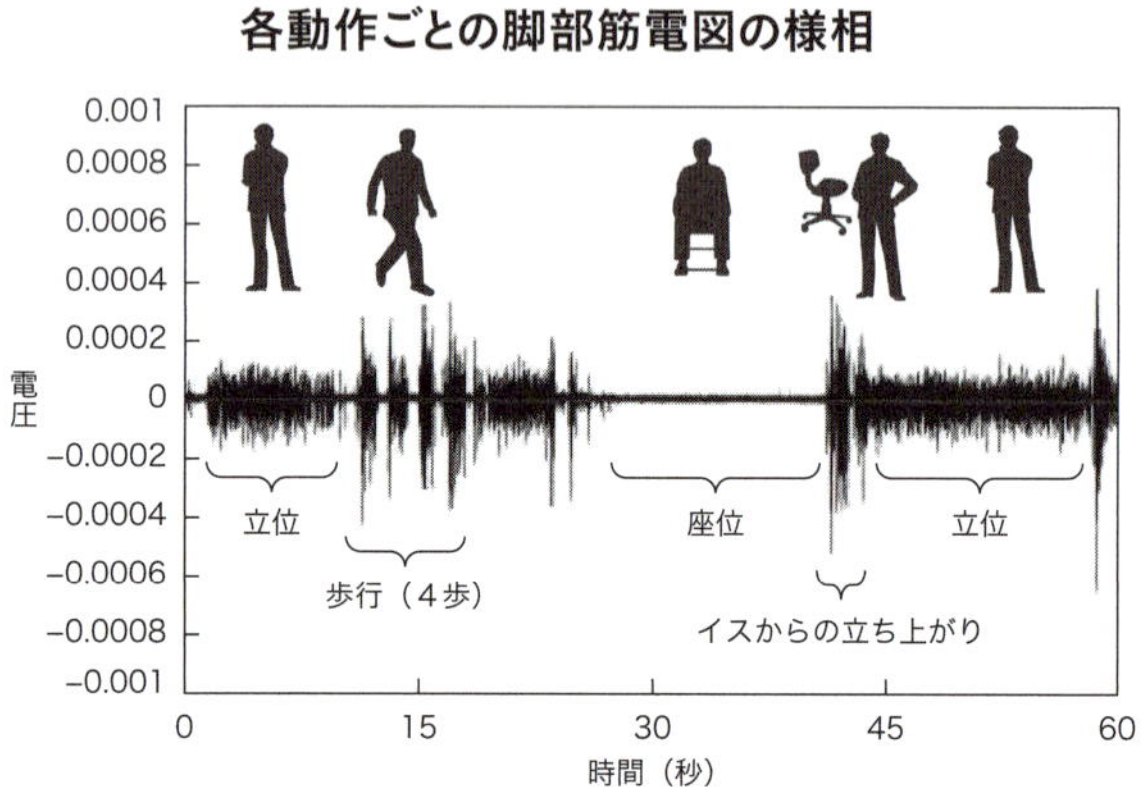

座りすぎることで太ももの筋活動が低下し、血流も悪くなり、それが病気につながるという指摘がある

同じ姿勢を続けないようにする

私たちは、座りっぱなしでも立ちっぱなしでも腰が痛くなります。同じ姿勢を続けることが体に負担を強いるのです。

しかし、代謝に焦点を当てると、立っているということはずっと筋活動を行っているわけですから、座っているだけよりいいのかもしれません。前にも述べましたが、立っていると姿勢を維持するためにふくらはぎの筋肉が持続的に使われますし、さらに少し歩くと大腿四頭筋も活動するからです。

では、機器を装着して人工的な筋活動を行えばいいのか、という指摘も出てくるかもしれません。通販のテレビコマーシャルなどでよく見る、電気刺激で筋肉を微動させる器具をつけていれば座っていてもいいのでしょうか。

これに関しては、立ってなんらかの筋活動をすることが重要なのか、ずっと座っていても電気刺激で筋肉を動かしていればいいのかは、まだ十分にはわかっていません。それらも含めて、今後も研究を続けていきたいと思っています。

3

病気の原因はライフスタイルにある

座りすぎる三つの環境

私たちが座りすぎてしまう場面は、大きく三つに分けられます。職場、自宅、そして移動中です。

1日8〜9時間の仕事中はパソコンとにらめっこで、昼食の時間以外ほとんど席から移動しないというワークスタイルの人もいるでしょう。左ページの図表19を見ると、私たち現代人が仕事中いかに座りすぎているかがおわかりいただけると思います。とくに平日の仕事中の座りすぎが突出しています。

そして、職場で「座り疲れ」してしまうため、帰宅後や休日も家でテレビを見てダラダラとすごしがちになり、これまた座りすぎになってしまいます。

図表19

日本人は座っている時間がこんなに長い

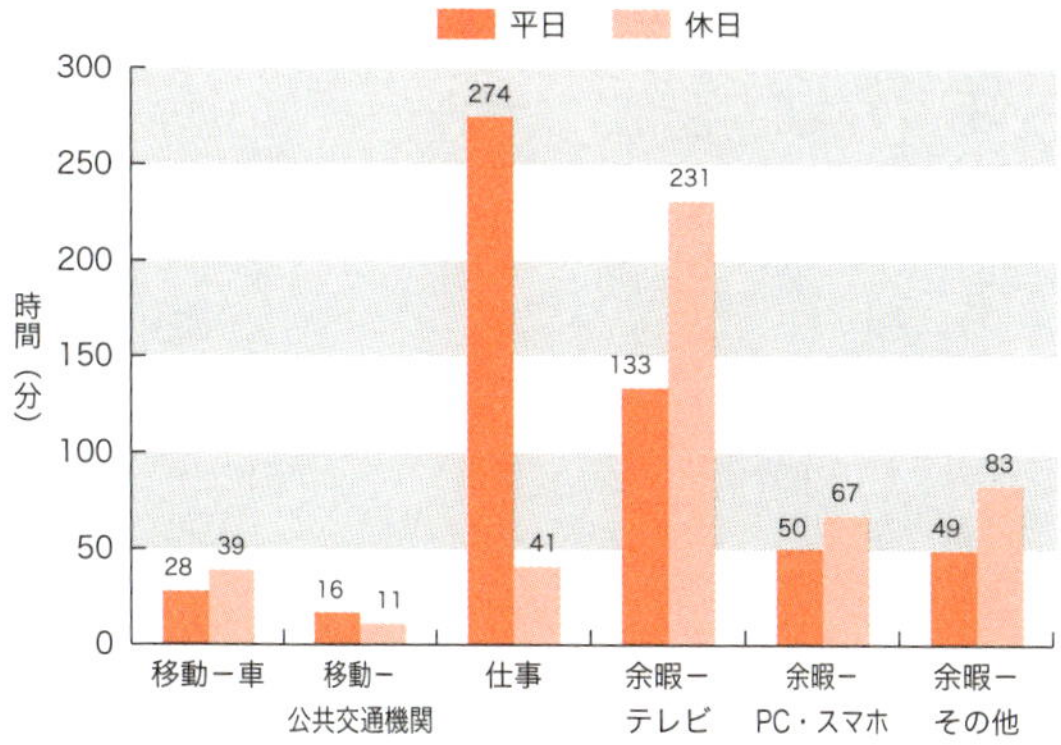

日本人は、平日は仕事で座りすぎ、休日はテレビを見て座りすぎている

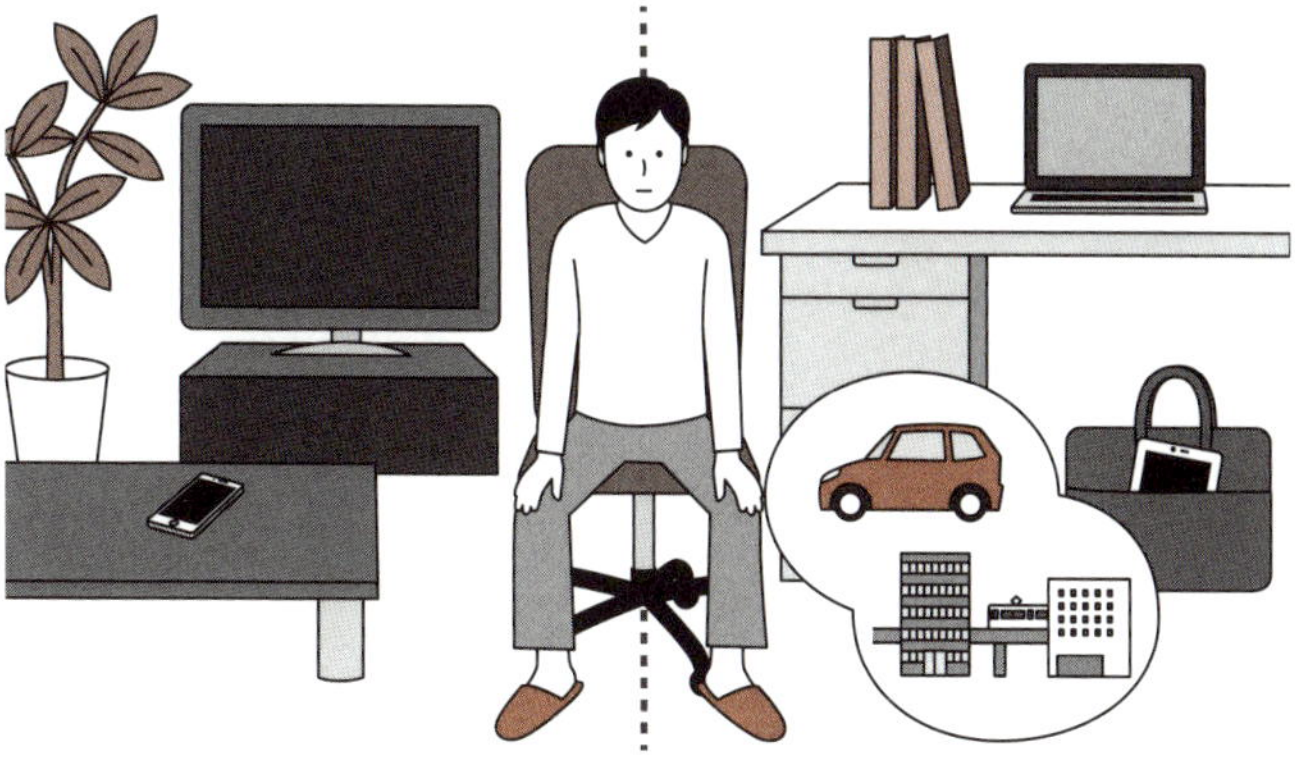

それから移動時間。仕事に行くために通勤手段としてクルマや電車に乗る、クルマを使って仕事をする、さらに余暇にクルマを使うなど、電車やクルマの中で座っている時間は思いのほか長いものです。

オフィス、自宅、移動中と、私たちは座りすぎてしまう環境のなかで日々をすごしているといえるでしょう。この三つの環境における座りすぎを具体的に考えてみましょう。

仕事中の「座り疲れ」に注意

オフィスで座って働いているような条件を設定し、「認知機能（実行機能、短期記憶）」と「疲労感」について調査した研究があります。[26]

ずっと座り続ける条件と、30分ごとに3分間ブレイクする条件で、認知機能課題の得点や疲労感の変化を調べたところ、認知機能課題ではクリアな結果は出ませんでしたが、ずっと座っている条件では疲労感が高まることがわかりました。

体を動かして疲れるのではなく、座っているだけで疲れるのです。座りっぱなしの疲労感で気分が沈んでいくと、仕事に悪影響を及ぼす可能性があります。

職場での座りすぎは、退社後の時間の過ごし方にも悪い影響を与えます。1日座って仕事をして気分が沈んでいる人たちに、「会社が終わったら運動しませんか」と呼びかけても、やる気が起きないものです。私も忙しい日々が続いたときなど、体を動かすどころか家で好きなお酒を飲む気にもならなかったことがあります。「お酒も飲めないくらい疲れるってどういうことだろう？」と愕然としましたから、よくわかります。

ですから、日頃から座っているときにちょっと動いてブレイクし、夕方に気分が沈むような状態に追い込まれないようにすることが大切です。座り続けないように意識して動くようにすれば、疲れを感じたり落ち込んだりせず、次の行動が起こしやすくなります。日中デスクワークをしている人は、とくに意識して立って動くようにしたいものです。

「運動しなければ」と思うとハードルが高くなりますが、「座りすぎないようにしよう」と意識することならできるでしょう。座っている状態から動くのは、立っている状態から動くよりも面倒です。ですから、まずは自分を「立つ」ように仕向けます。

職場で、「体を動かしましょう」という働きかけをしても、立てるようになりませんし、座位時間も減らせません。「まず立ちましょう」という動機づけや環境の整備などをしなければ、今の状況から脱することができず、健康リスクはますます高まっていくことになるでしょう。働きかけや環境の整備についてはのちほど詳述します。

イスに座りっぱなしがいけない

現代の日本が長寿国なのは、今の高齢者の人たちがよく体を動かす生活をし、食べ物も質素でバランスがとれた食生活をしていたからでしょう。昔は今のように便利な時代ではありませんでしたし、大食いなどできませんでした。「ごちそうをおなかいっぱい食べるのが夢」などと本気で言っていた時代です。

家の中でもイスではなく畳に座布団で暮らしていましたから、立ったり座ったりする機会も多かったのです。

海外の研究者が、「自分たちはイス生活だから立つときは腰を上げるだけ。でも、日本人は床から立ち上がるから自分たちの倍くらいの運動量がある。それが生活のなかで何度も出てくる。それが元気で長生きできる秘訣ではないか」と言うのを聞いたことがあります。

このように、これまでの何げない日常の行動の蓄積が、高齢者の現在の健康に結びついているのかもしれません。

骨折したことがある方はわかるでしょうが、ギプスをはめると、その部位を動かせなくなるため、ギプスが取れたときは周辺の筋肉が落ちて細くなっています。それと同じようなことが、イスに座りっぱなしで体を動かさない便利な生活のなかで起きているのです。

会社でデスクワークに従事し、家でもソファなどイスに座る時間の多い生活では、足腰を使わず、さらにはイスに座っている間は太ももなどが圧迫されていますから血流も悪くなって血圧も上がります。

短い距離はクルマに乗らずに歩く

移動中に座っている時間に関しては、アメリカで約20年間追跡しているデータがあります[27]。

それによると、男性の例ですが、1週間に10時間以上クルマに乗っている人は、4時間未満しかクルマに乗らない人よりも、心臓病や脳卒中など心血管疾患で亡くなるリスクが1・5倍も高くなっています。移動にともなう座りすぎが、結果として健康リスクになっているのです。

クルマ移動にともなう座りすぎを防ぐ対策としては、もともと地球温暖化対策として二酸化炭素排出量を減らすために考えられた「モビリティ・マネジメント」が応用できます。

モビリティ・マネジメントとは、「二酸化炭素の排出を抑えるために通勤スタイルを変えよう」という働きかけで、できるだけバスを使ったり、役所や会社によっては月に1回はノー・マイカーデーにしたりするなど、さまざまな取組みが行われてきました。これによって、座りすぎを防ぐこともできます。

通勤スタイルを変えてクルマの利用を減らすことは、二酸化炭素排出量の削減だけでなく、移動中の座る時間を短くすることにつながります。

とはいえ、ライフスタイルは変えにくいのも事実です。うまくとり入れられたモビリティ・マネジメントもありますが、多くはなかなか長続きしていません。アメリカは自家用車での移動を基準にして交通網が整備されているためにクルマは必需品ですし、日本でも公共交通機関が発達していない地方ではクルマがなければ不便でしょう。電車やバスで片道30分以上かかるような不便な場所に、クルマに代わる手段で行けるかといえば非常に難しいでしょう。

東京などの大都市近郊であればさまざまな交通手段があるのでクルマに頼らない生活も可能ですが、地方のドア・ツー・ドアのクルマ生活をやめることは現実的とはいえません。

近くのコンビニへ買い物に行くときくらいはクルマを使わずに歩くこともできますが、通勤などでは、クルマでの移動を別の手段には変えにくいでしょう。

このように生活環境によって、座位行動にも変えにくいものと変えやすいものがあります。それであっても、移動中に座っていることが健康リスクになっていることは間違いありません。そのことを念頭に置いて、できる範囲で座りすぎを解消する工夫が必要です。

いちばんよくないのは、家からクルマで通勤し、仕事はずっとデスクワークで、終業後にクルマで帰宅したあとは、座ってずっとテレビを見ている――というライフスタイルでしょう。

クルマの座席に座ったまま仕事をする職業に、タクシー運転手があります。まさに座りっぱなしの仕事の一つですが、そうした職業の人たちは「運動不足になりがちな仕事で、健康リスクが高い」ことを理解していて、タクシー会社の側でも「一定時間内に必ず休憩をとる」などの決まりを設けているそうです。逆に、一般企業やそこに働く会社員のほうが危機感がありません。毎日クルマで片道30分通勤して、あとはほぼデスクワークで座りっぱなしという人がかなり多いのではないでしょうか。

ライフスタイルや移動手段については変えられる部分が限定されるものの、私は仕事中の座りすぎは避けることができると思っています。

移動手段は変えにくいし、昼間フルタイムで働いている人たちに「帰宅後や余暇にテレビを見るときは立ってください」とは言いづらいし、私自身もできる気がしません。だからこそ、職場で座りすぎを解消するような工夫が必要なのです。

先にも述べたように、多くの会社では座りすぎによって仕事の効率が下がり、「自分は活き活きと仕事をやっている」と思えなくなっている状況があります。それに歯止めをかける工夫を、しっかりと考えていく必要があります。

4 テレビと病気の深い関係

1時間で1日22分ずつ余命が短くなる

第1章で、テレビを見ているときに座りすぎていることがさまざまな健康リスクを高めると述べましたが、オーストラリアでは、テレビ視聴時間と死亡率の関係について検討した大がかりな研究が行われています。

次ページの図表20は、オーストラリア全土で8800人（男性3846人、女性4954人、対象者は25歳以上）を6・6年にわたって追跡調査した研究（Australian Diabetes, Obesity & Lifestyle Study : AusDiab）の結果を示したものです[28]。

これによると、テレビを1日4時間以上見ている人は、1日2時間未満の人より、総死亡率が1・46倍高いという結果が出ました。

図表20

テレビ視聴時間と総死亡率との関連

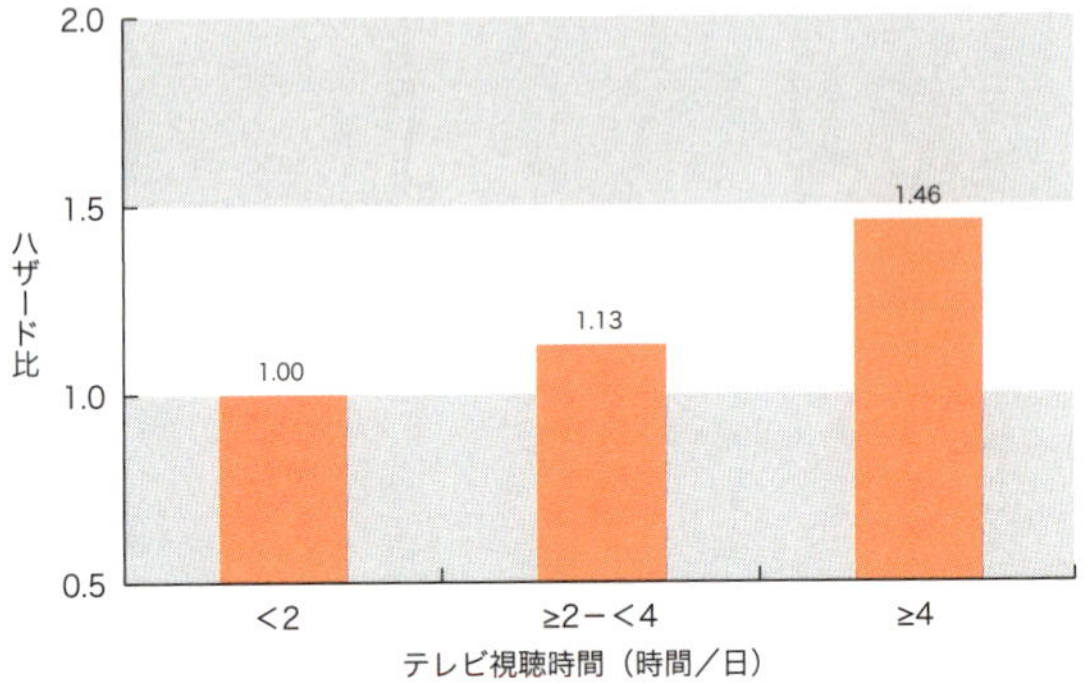

年齢、性別、喫煙状況、教育歴、摂取エネルギー、食行動、余暇身体活動、腹囲径、高血圧、総コレステロール、HDLコレステロール、トリグリセリド、脂質異常症薬の利用、過去の心血管疾患歴（狭心症、心筋梗塞、脳卒中）、耐糖能レベルを調整

テレビを1日4時間以上見ている人は、1日2時間未満の人より、総死亡率が1.46倍高い（オーストラリアでの調査結果）

この数値は、年齢、性別、喫煙の有無、教育歴、食行動、摂取したエネルギー量、余暇の運動量、胴囲、血圧、コレステロール値、どんな薬を飲んでいるか、血液データなどの影響を統計学上調整しています。そのうえで、「座りすぎによる総死亡リスクの上昇」が明らかに見られたということです。

さらに興味深い研究として（「はじめに」で少し触れましたが）、この研究データをもとに生命表分析を行った結果から、テレビ視聴のために1時間座り続けるごとに、1日22分ずつ平均余命（ある年齢の人々が、その後何年生きられるかという期待値）が短くなるという結果が報告されているのです[29]。

単純計算すれば、1日3時間テレビを見ていると、平均余命が毎日1時間程度短くなっていくのです。

テレビ視聴と健康との関連についてよく指摘されていることが二つあります。

一つは、テレビを見ながらスナック菓子を食べたり、炭酸飲料などソフトドリンクを飲んだりという「スナッキング行動」による健康への悪影響です。この研究では、摂取エネルギー量など食行動の影響自体は取り除いており、スナッキング行動が多い人はそれ以外の点に問題があると考えられます。いわゆる「カウチポテト」の人はそうした食行動をともないやすいのです。

もう一つは、テレビで放映される食べ物のコマーシャルに刺激され、カロリーの多いものを食べたくなることです。それが健康を害する要因になります。

高齢の方に多くみられる、ほぼ1日中テレビをつけているようなライフスタイルでは、病気になるリスクがかなり高くなることがわかってきているのです。

座りすぎは要介護リスクを高める

テレビ視聴時間と歩行速度との関連を調べた研究もあります[30]（左ページ図表21参照）。「速く歩けること」は元気で長生きすること、健康寿命を長く保つためのもっとも重要な指標の一つですが、この研究では、ある時点での「テレビ視聴時間」と「歩行速度」と、10年後の「歩行速度」の変化を比較しています。

すると、テレビ視聴時間が1日4時間以上と答えた人は、その10年後には歩行速度が遅くなっていました。テレビ視聴時間が長い人ほど、歩行速度が低下していくのです。これは、長時間のテレビ視聴が要介護になるリスクを高める可能性があることを示したデータです。

図表21

テレビ視聴時間と歩行速度の関係

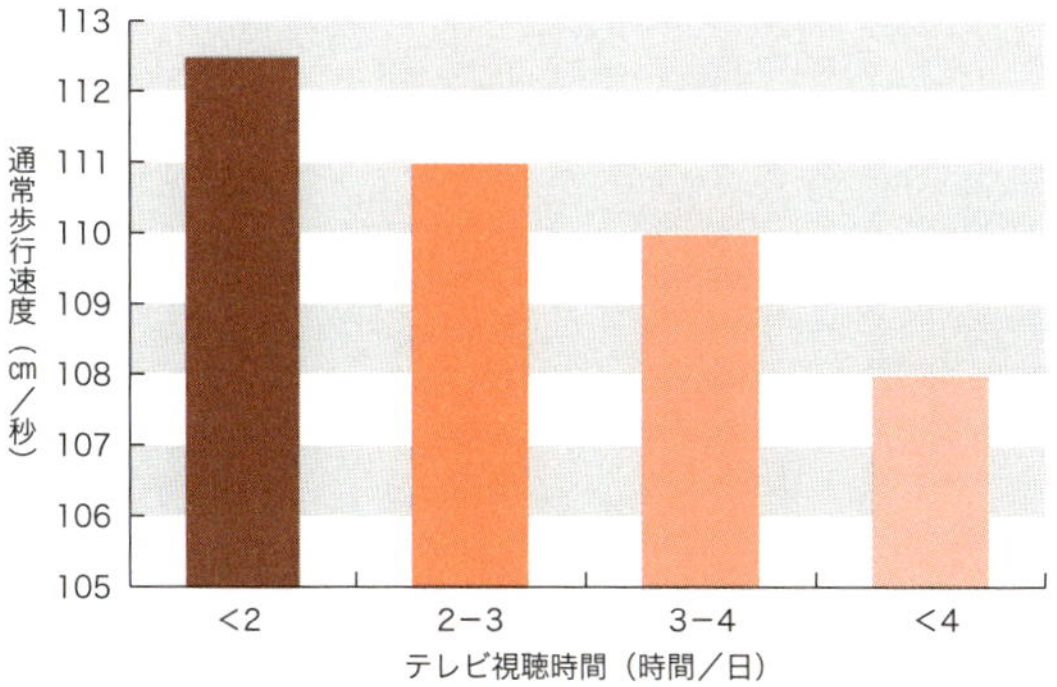

性別、年齢、身長、体重、身体活動、収入、既往の有無、喫煙状況、飲酒状況を調整

49～92歳の人を対象にテレビ視聴時間と10年後の歩行速度との関連を検討した結果、長時間のテレビ視聴が要介護リスクを高めることがわかった

歩行速度の低下は足腰の衰えをあらわし、足腰が弱ることは介護が必要となる原因の一つです。足腰の筋肉が落ち、やせていくと、老後に大きな問題を引き起こします。第1章でも述べましたが、高齢者のテレビ視聴時間とパソコン利用頻度を調べ、数年間追跡してさまざまな認知機能の推移を検討するといった研究も行われています。[12] その結果、テレビを長時間見ている座りすぎの人たちは、実行機能や短期記憶が低下するリスクが非常に高いことがわかっています。

テレビの見すぎでウエストが太くなる

「体を動かすこと」と「テレビを視聴すること」が、12年間の腹囲（ウエスト）の変化に及ぼす影響について検討したデータがあります（左ページ図表22参照）。

この調査では、まず、1999年に腹囲とテレビ視聴時間と中高強度の身体活動（息があがったり汗をかくような活動）のデータを収集し、その5年後と12年後に同様の測定を行っています。

そして、最初の5年間におけるテレビ視聴時間と中高強度の身体活動の変化が、12年間の腹囲の変化を予測できるかという研究が行われました。[31]

図表22

テレビ視聴時間と腹囲の関係

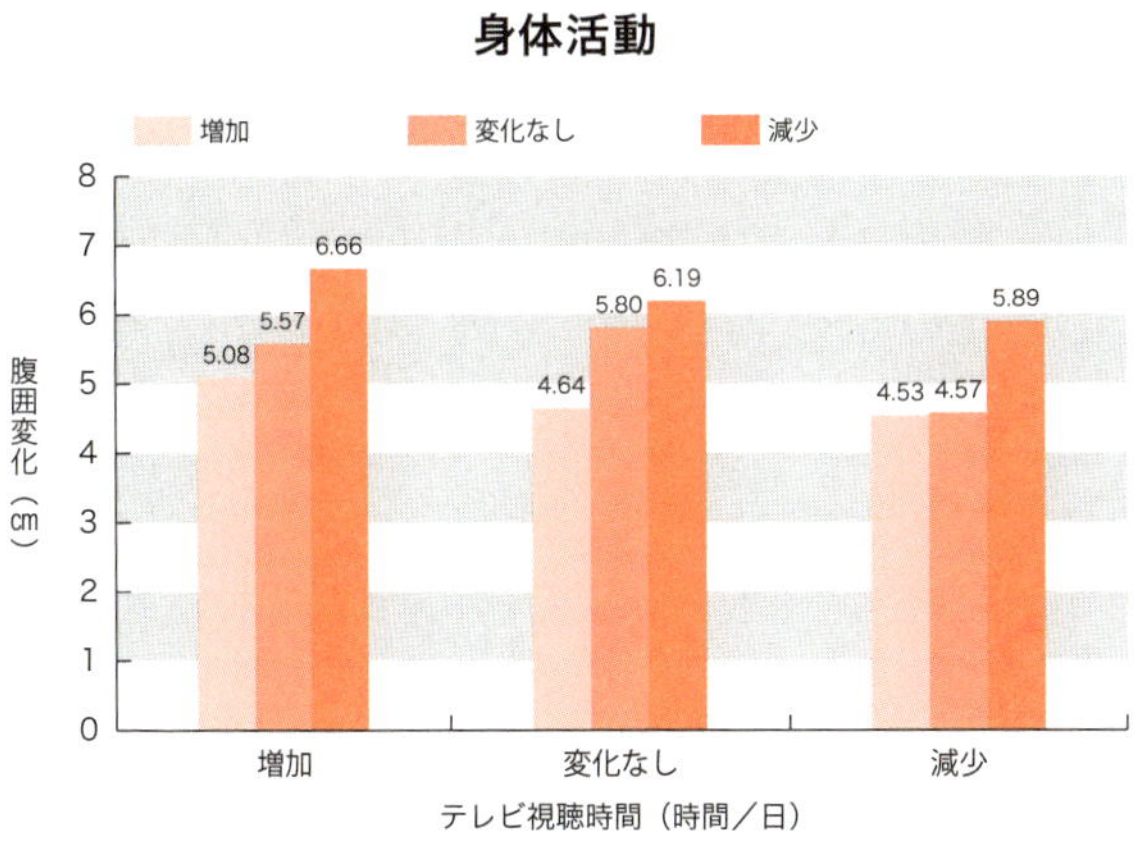

「体を動かすこと」と「テレビを視聴すること」が、12年間の腹囲（ウエスト）の変化に及ぼす影響について検討したところ、中高強度の身体活動が減ってテレビ視聴時間が長くなった人は、腹囲が6.66cmも増えていた

これは三つの時点で収集したデータについて検討した貴重な研究で、アメリカのスポーツ医学会でも大きく取り上げられました。

25歳から74歳（平均年齢50歳）の３２６１名を追跡調査したところ、最初の5年間で中高強度の運動が増えてテレビを見る時間が短くなった人でも、腹囲は12年間で4・5センチほど増えていました。腹囲1センチは体重1キログラムに換算されますから、中高強度の身体活動をしていても体重が4・5キログラム増えてしまうわけです。一方、中高強度の身体活動が減ってテレビ視聴時間が長くなった人は、腹囲が6・66センチも増えていました。

「たった2センチの差か」と思われるかもしれませんが、体重は2キログラム増えたわけです。テレビ視聴時間が体型を変化させ、体重を増やしていくのです。肥満や腹囲の増加は糖尿病やメタボリックシンドロームにつながり、さらには心疾患やがんにもつながる可能性が高いため、これらのデータは注視しなければなりません。

5 座りすぎとがんの深い関係

がんのリスクが1・2倍に

「座りすぎ」と「がん」との関連については、比較的よく研究されています。

代表的な研究として、10万人弱を12年間追跡し、座っている時間（座位時間）と、がん死亡率との関係を検討したものがあります。[32]

次ページの図表23を参照してください。

これを見ると、総座位時間が1日4時間未満の人たちと比べて、8〜11時間の人たちは約1・2倍になっています。

つまりがんで亡くなるリスクが20％程度高くなるのです。これも死亡に関するさまざまな要因を統計学上調整したうえで出されたデータです。

図表23

座位時間とがん死亡との関係

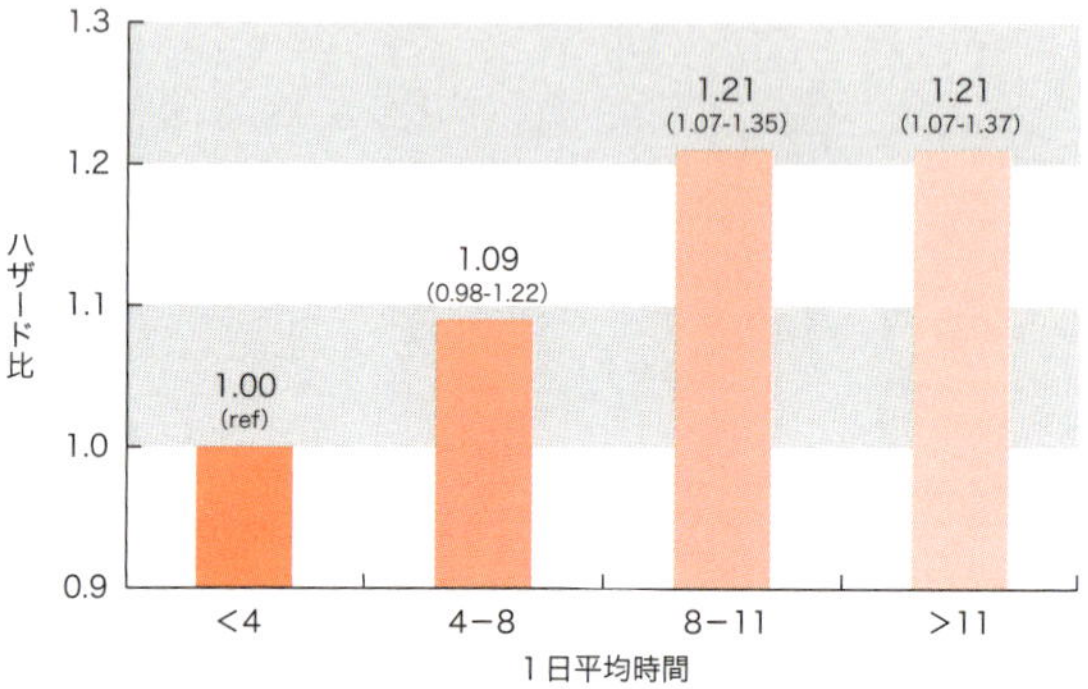

年齢、人種、教育歴、婚姻状況、BMI、主観的健康度、喫煙状況、飲酒状況、慢性疾患保有数、抑うつ症状、居住形態、過去1年間の転倒歴、ADL障害、CMD/CHF歴、身体機能得点、身体活動レベル、脳卒中、糖尿病、高血圧、関節症、がん、COPD歴、55歳以上での大腿骨頸部骨折を調整

総座位時間が1日4時間未満の人たちと比べて、
8時間〜11時間の人たちは、
がんで亡くなるリスクが約1.2倍になる

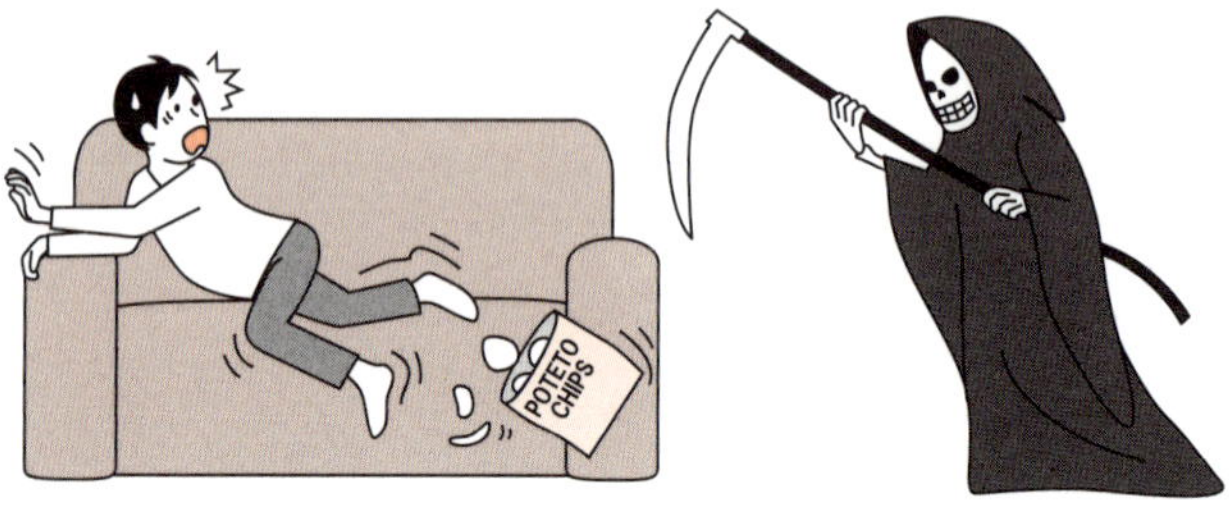

「テレビ視聴時間」と「がん罹患リスク」について検討した研究もあります。

50〜71歳の成人50万人弱を約7年間追跡した研究[33]では、テレビ視聴時間が1日3時間未満の人に比べ、9時間以上の人は、男性の場合1・61倍も結腸がんに罹患するリスクが高いことが明らかになりました（92ページの図表24参照）。

また、約5万4000人の日本人を対象に、「テレビ視聴時間」と「肺がん罹患リスク」について検討した研究もあります[34]（93ページの図表25参照）。この研究でわかったことは、テレビ視聴時間が1日4時間以上の男性は、2時間未満の男性に比べ、肺がん罹患リスクが1・36倍高いことです。

これまでに行われた「座りすぎのがん罹患リスク」に関する研究のまとめによると（94ページの図表26参照）、座りすぎは、子宮内膜がん、結腸がん、乳がん、肺がんリスクと関連することが示されています。トータルで見ても、座りすぎが、がん罹患リスクを20％高めていることがわかりました[35]。

また、「乳がんの罹患リスク」に関連して、どの生活場面の座位行動が影響を及ぼしているのかをまとめた研究によると、とくに仕事形態の影響が大きいことが示されています[36]（95ページの図表27参照）。

図表24

テレビ視聴時間と結腸がん罹患リスク

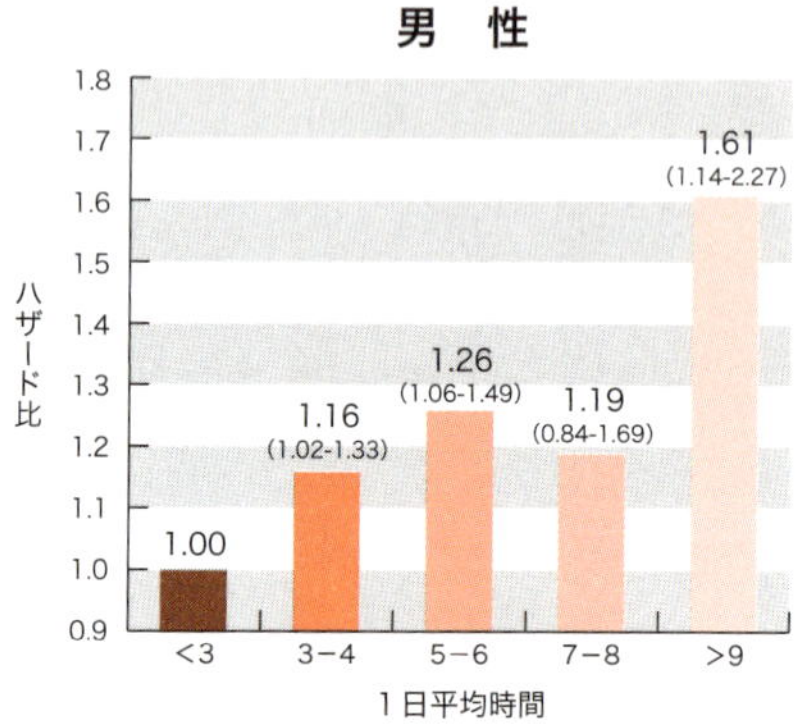

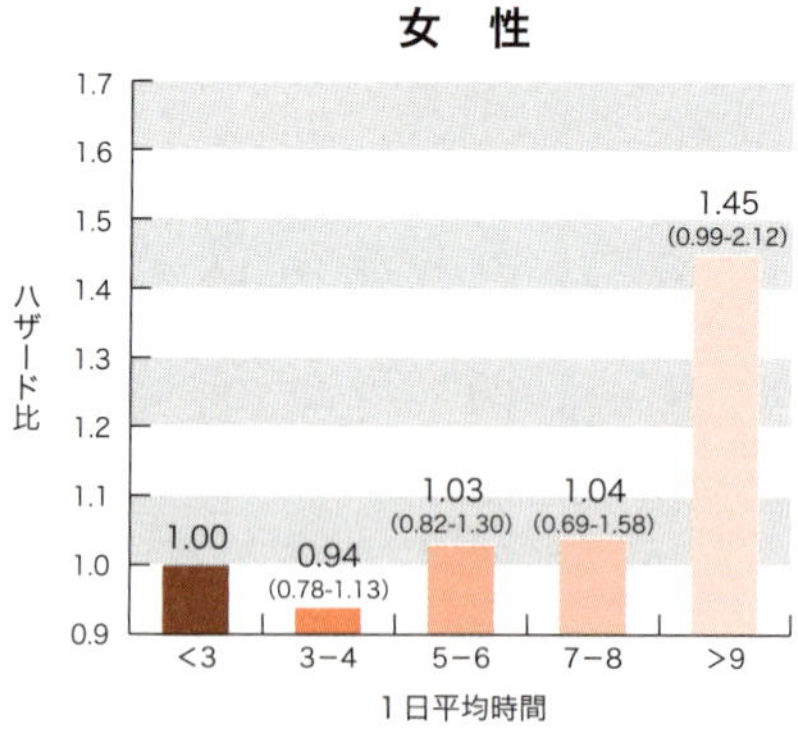

年齢、喫煙状況、飲酒状況、教育歴、人種、結腸がんの家族歴、総エネルギー摂取、赤身肉、カルシウム、全粒穀物、果物・野菜摂取、総身体活動（女性の場合は、ホルモン補充療法）を調整

テレビ視聴時間が1日3時間未満の人に比べ、
9時間以上の男性は1.61倍も結腸がんに罹患するリスクが高い

図表25
テレビ視聴時間と肺がんと肝がんリスク

肺がん罹患（男性のみ）

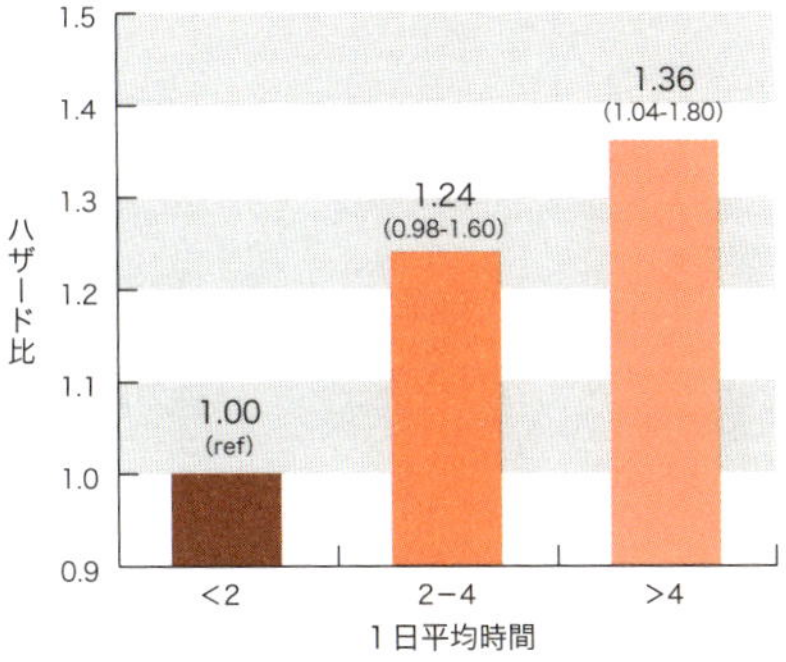

年齢、BMI、教育歴、婚姻状況、飲酒状況、喫煙状況、
葉物野菜、オレンジ、その他の果物の摂取を調整

肝がん死亡

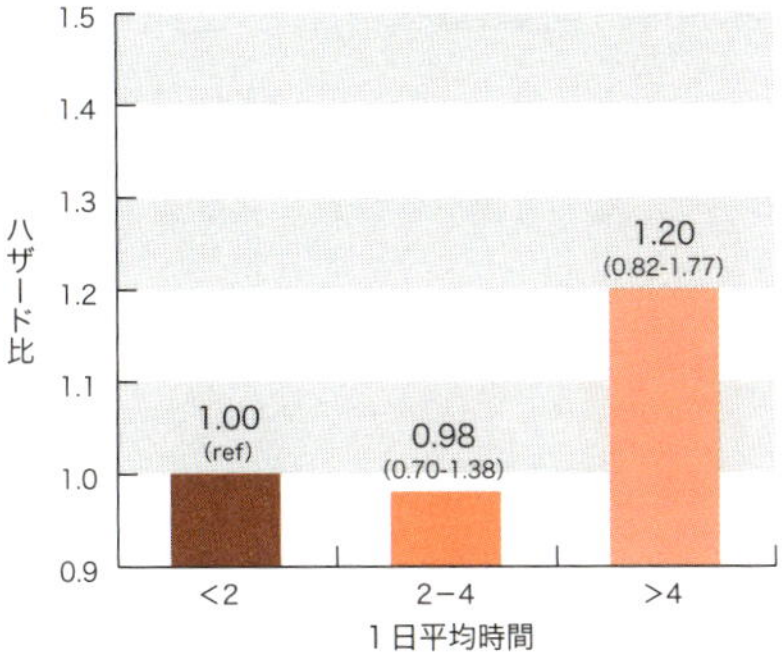

年齢、対象地域、喫煙状況、飲酒状況、コーヒ摂取状況、
BMI、教育歴、婚姻状況、糖尿病、胆嚢疾患、輸血歴を調整

**テレビ視聴時間が1日2時間未満の人に比べ、
4時間以上の男性は1.36倍も肺がんに罹患するリスクが高い**

図表26

座位行動と各部位のがん罹患リスク

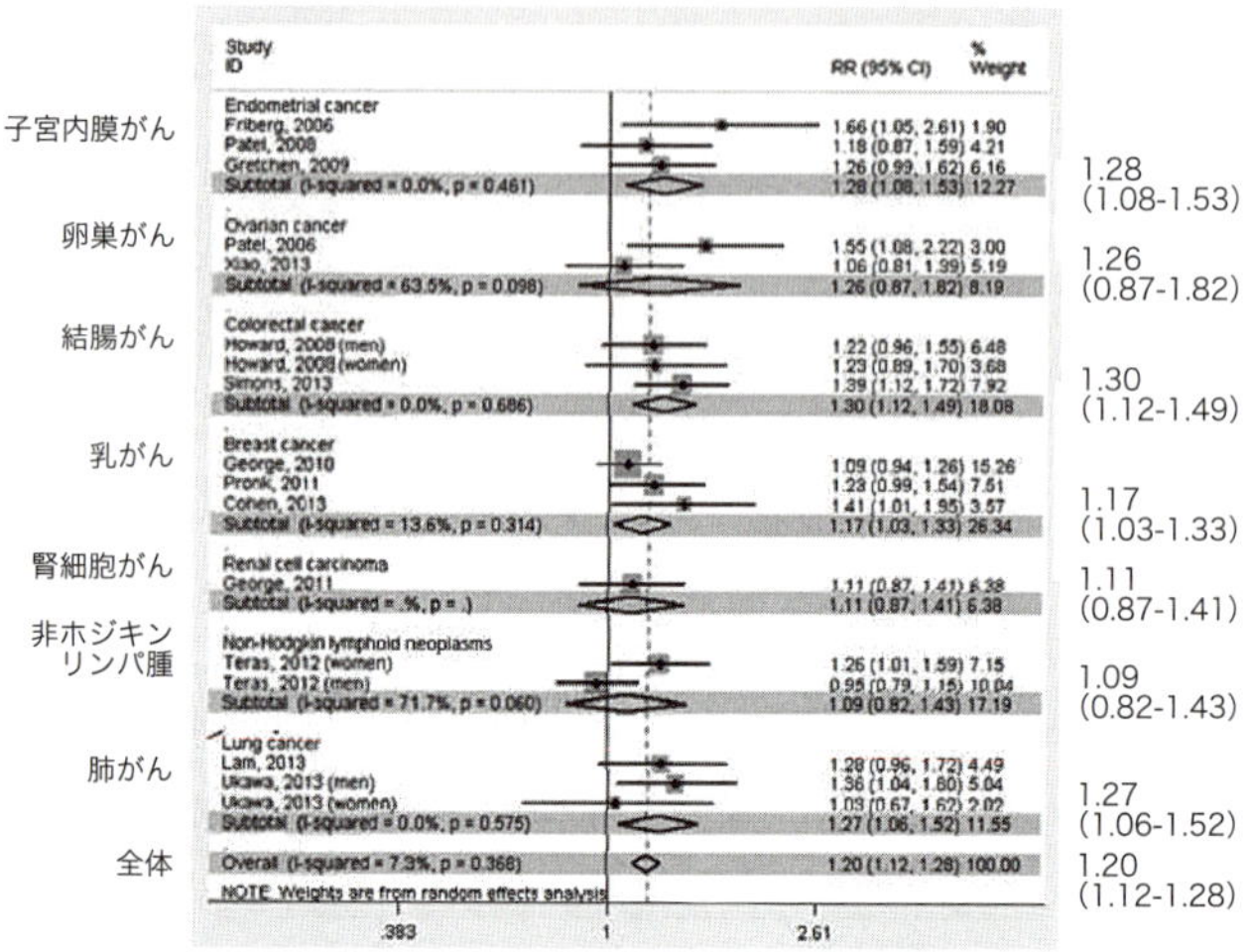

トータルで見ても、座りすぎが、がんリスクを20%高めている

図表27

座位行動と乳がん罹患リスク

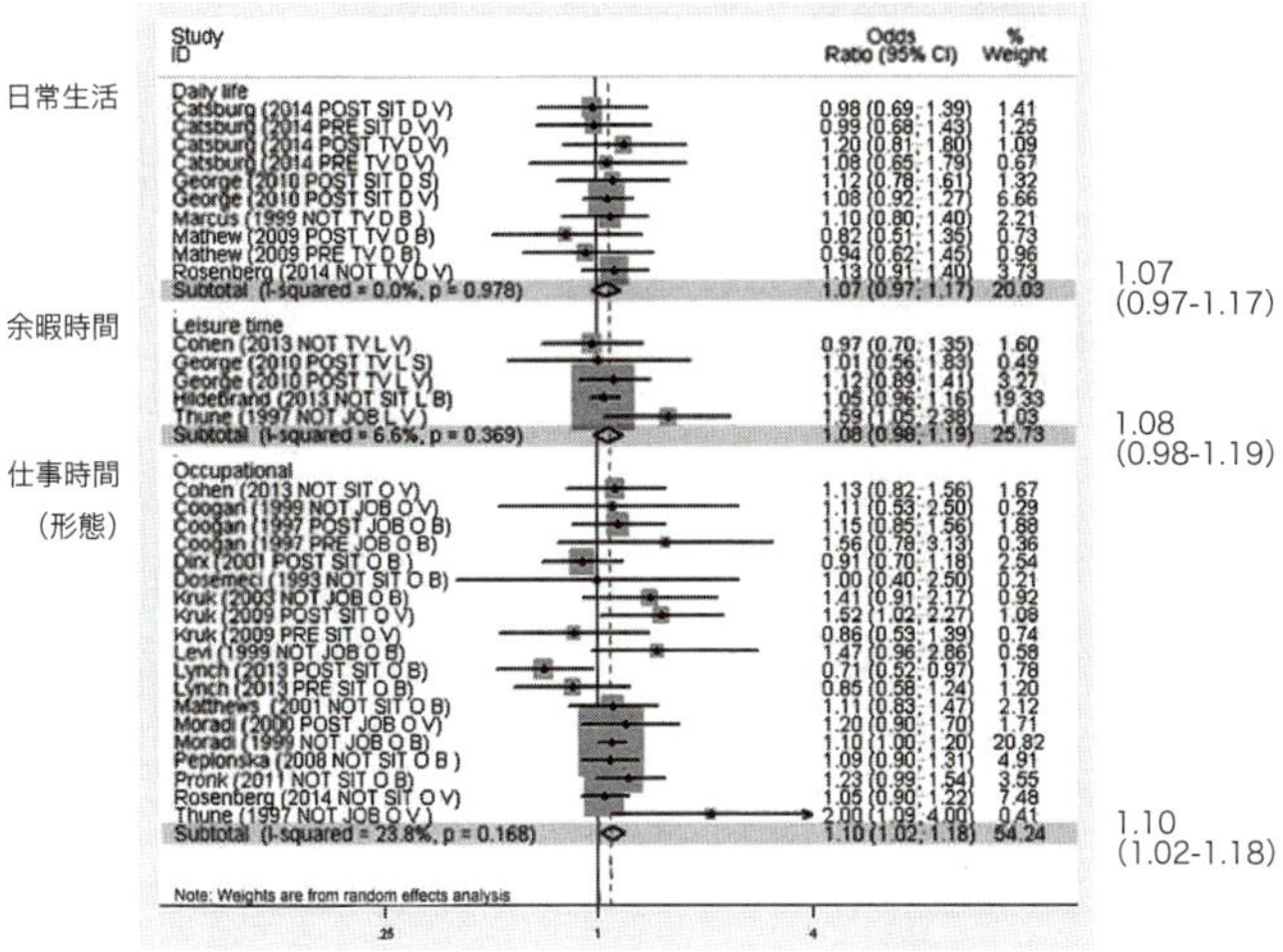

乳がんのリスクは仕事形態の影響が大きい

座りすぎの人は死亡リスクが高い

オーストラリアのシドニー大学の研究者が、45歳以上の人たちに1日に何時間座っているかを尋ね、追跡調査を行っています（45 and Up Study）。これは22万2497名を3年近く追跡したもので、2012年に発表されました[1]（左ページの図表28参照）。

これによると、総死亡（がん、心臓病、脳卒中や心血管疾患で亡くなった人）の割合は、座っている時間が0〜4時間の人と比べて、11時間以上座っている人たちは1・4倍（40％）も高かったという結果が出ています。

この調査では、性別、年齢、教育歴、住んでいる地域、具体的な身体活動量などを調整してあります。

肥満かどうかのBMI、喫煙状況、自分が主観的にどれくらい健康と思っているかなどの変数をすべて統計学的に調整しています。つまり、それらの影響を取り除いたとしても、座っている時間と総死亡率には直接的な関係があることがわかったわけです。

図表28
総座位時間と総死亡率の関連

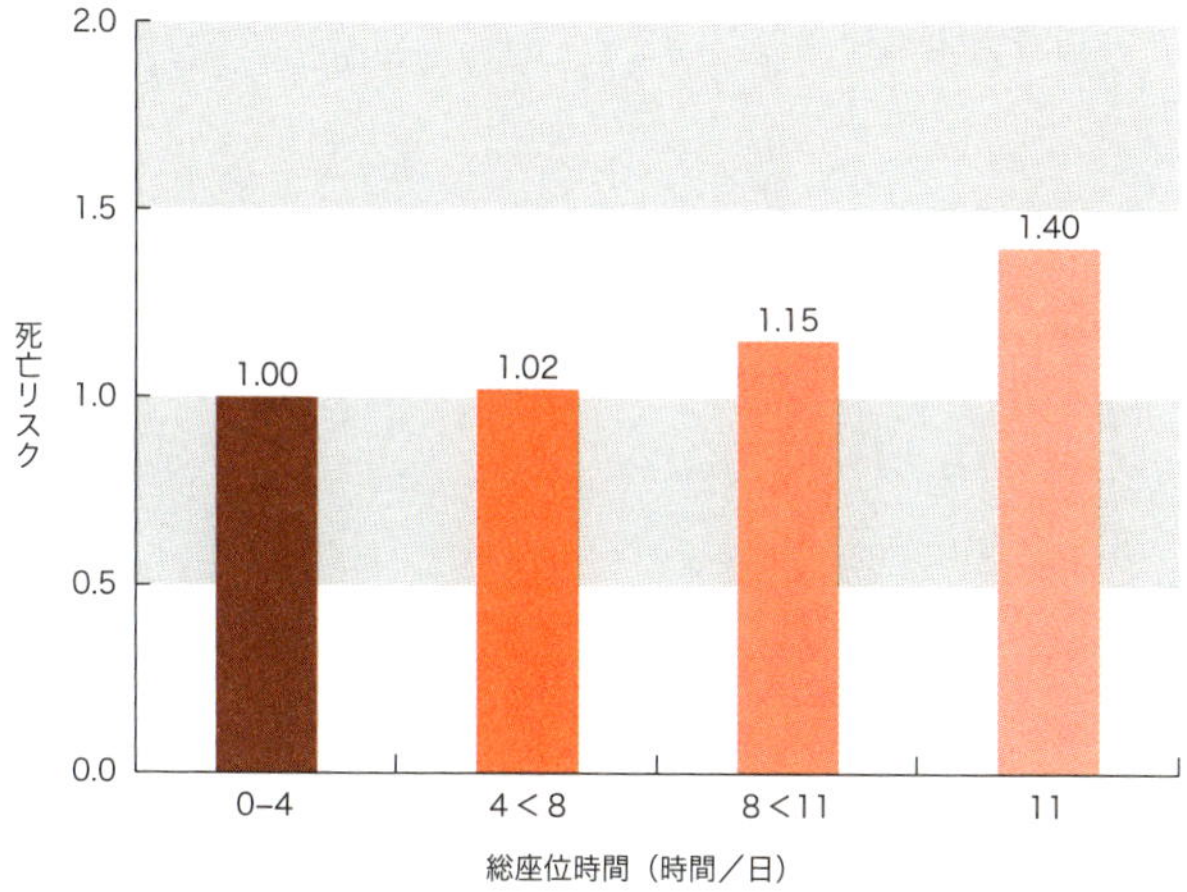

性別、年齢、教育歴、居住地域、身体活動、BMI、喫煙状況、主観的健康度、障害を調整

総死亡の割合は、1日の座位時間が0〜4時間の人に比べて、11時間以上の人たちは1.4倍も高かった（オーストラリアでの調査）

「座りすぎ自体」が健康リスクを高める

先に、週末にジムなどで運動しながら、それ以外の時間に座りすぎるアクティブ・カウチポテトの話をしましたが、運動と座りすぎの関係について調べた「45 and Up Study」では、どれくらい体を動かしているか、どれくらい座っているかを、IPAQ（インターナショナル・フィジカル・アクティビティ・クエスチョネア）という質問票で測り、1週間の身体活動量を次の四つに分けて分析しています（左ページ図表29参照）。

①ほとんど体を動かしていない
②1分〜149分、体を動かしている
③150分〜299分、体を動かしている
④300分以上体を動かしている

これら四つのグループのなかで、それぞれ座っている時間が、4時間未満、4〜8時間、8〜11時間、11時間以上でどんな影響があるかを見てみました。

1週間に300分以上体を動かしている場合でも、11時間以上座っている人たちの

図表29

総座位時間と総死亡の関連

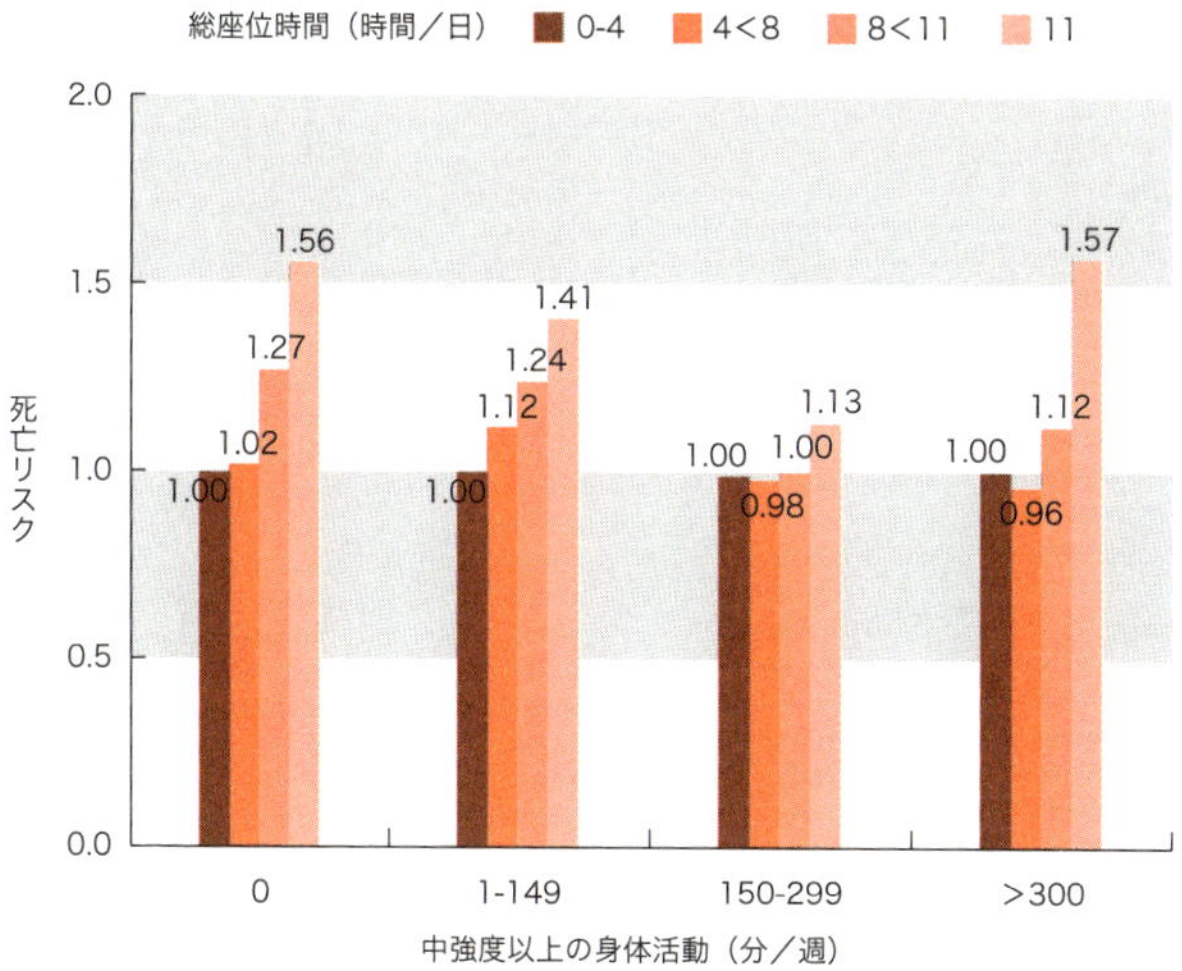

性別、年齢、教育歴、居住地域、身体活動、BMI、喫煙状況、主観的健康度、障害を調整

運動をしていても、それ以外の時間で長時間座っていると、総死亡のリスクは高くなる

死亡リスクは、座っている時間が4時間未満の人の1・57倍でした。

つまり、運動をしていても、それ以外の時間で長時間座っていると、総死亡のリスクは高くなってしまうのです。

座る時間が長くても、あとで体を動かせばいいというわけではありません。「座りすぎ自体」が健康リスクを高めるのです。

第3章

仕事中に座りすぎない環境をつくる

1

仕事中に座りすぎないようにするには

スタンディングデスクの導入

現代では、非常に多くの人が長い時間イスに座って仕事をしています。私の研究室のデータから、日本の就労者4人のうち約3人がデスクワークに従事していると考えられます。デスクワーカーの割合が、就労者全体の80%を超えているのではないかという研究者もいます。

時間にすれば、日本人の就労者の多くが、起きている時間（睡眠を除く時間）の60%以上の時間を、イスに座ってパソコンなどに向かっている状況なのです（左ページの図表30参照）。30分以上座り続けていることも多くあります（左ページの図表31参照）。

ですから、仕事時間における座りすぎをどう解決するかは重要な問題です。

図表30

仕事形態による総座位時間の差異

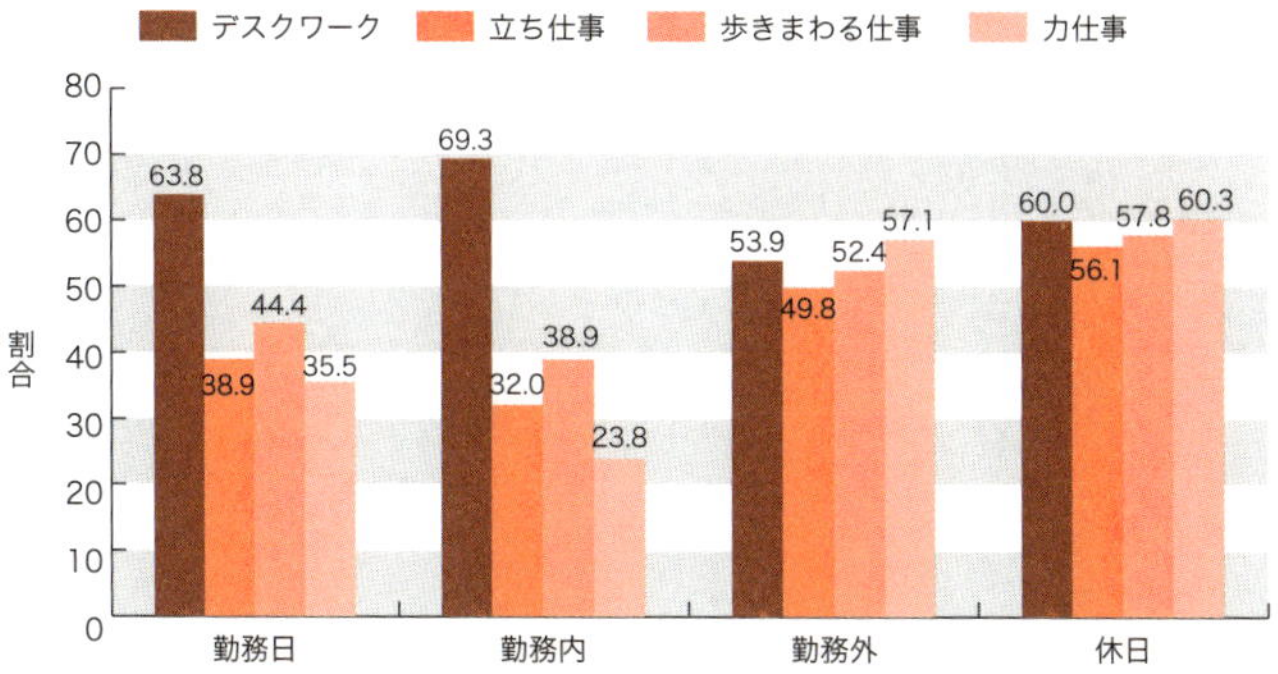

デスクワーカーは勤務時間の70%座っている

図表31

仕事形態による長時間座位行動の差異

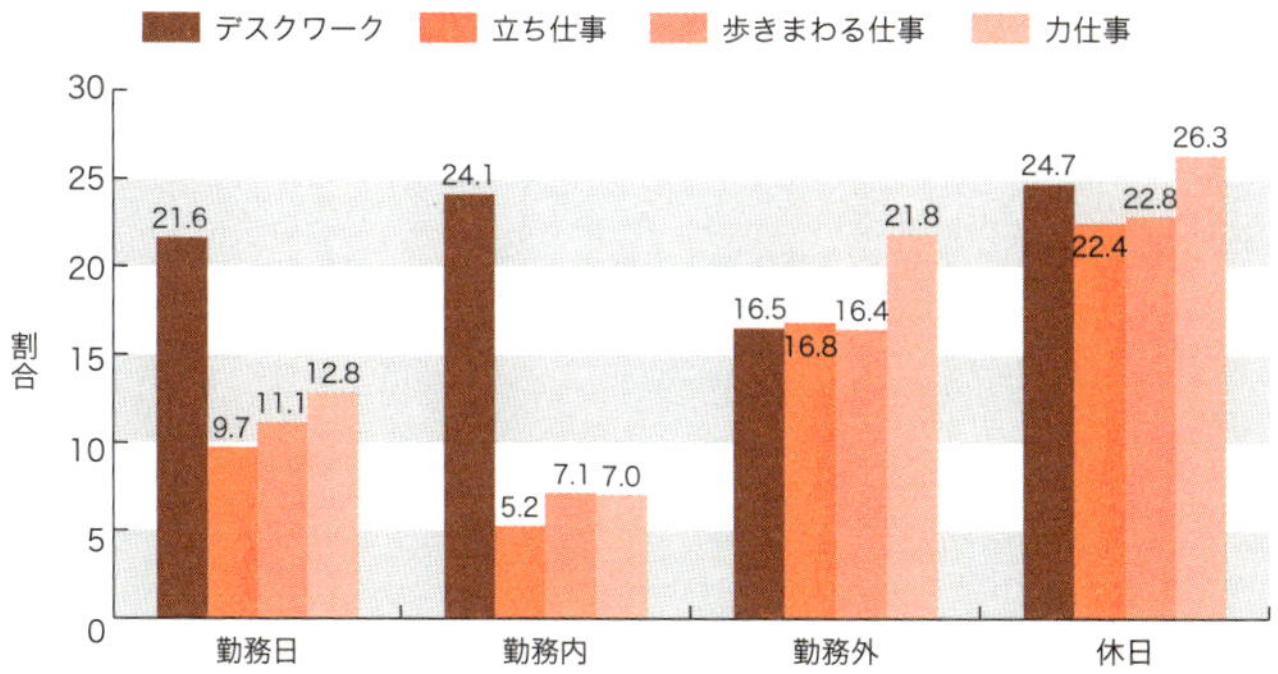

デスクワーカーは30分以上の連続した長時間座位行動が
業務時間の1/4を占める

その解決策の一つとして、最近話題になっている、立っても座っても仕事ができる「スタンディングデスク」のオフィスへの導入があります。

新たにスタンディングデスクを買わなくても、既存の机の上に置いたり、取り付けたりできるタイプの「ワークステーション」も開発されていて、それらを導入している企業もあります。

このように、新しいオフィス器具の導入によって働く環境を変え、座りすぎから脱却していこうという大きな流れも生まれてきています。

初期の研究では、シットスタンド・ワークステーションを導入した会社では、1日8時間労働のうち、座っている時間を約2時間減らすことができたという報告もあります[37]。

また、最近の研究データでは、シットスタンド・ワークステーションを1カ月導入すると、社員の仕事中の座位時間が1日約1時間減り、それによって腰部や頸部（首）の痛みが改善し、疲労感が緩和されたことも示されています[38]。具体的な取り組みと研究については後述します。

図表32

スタンディングデスクとワークステーションの活用例

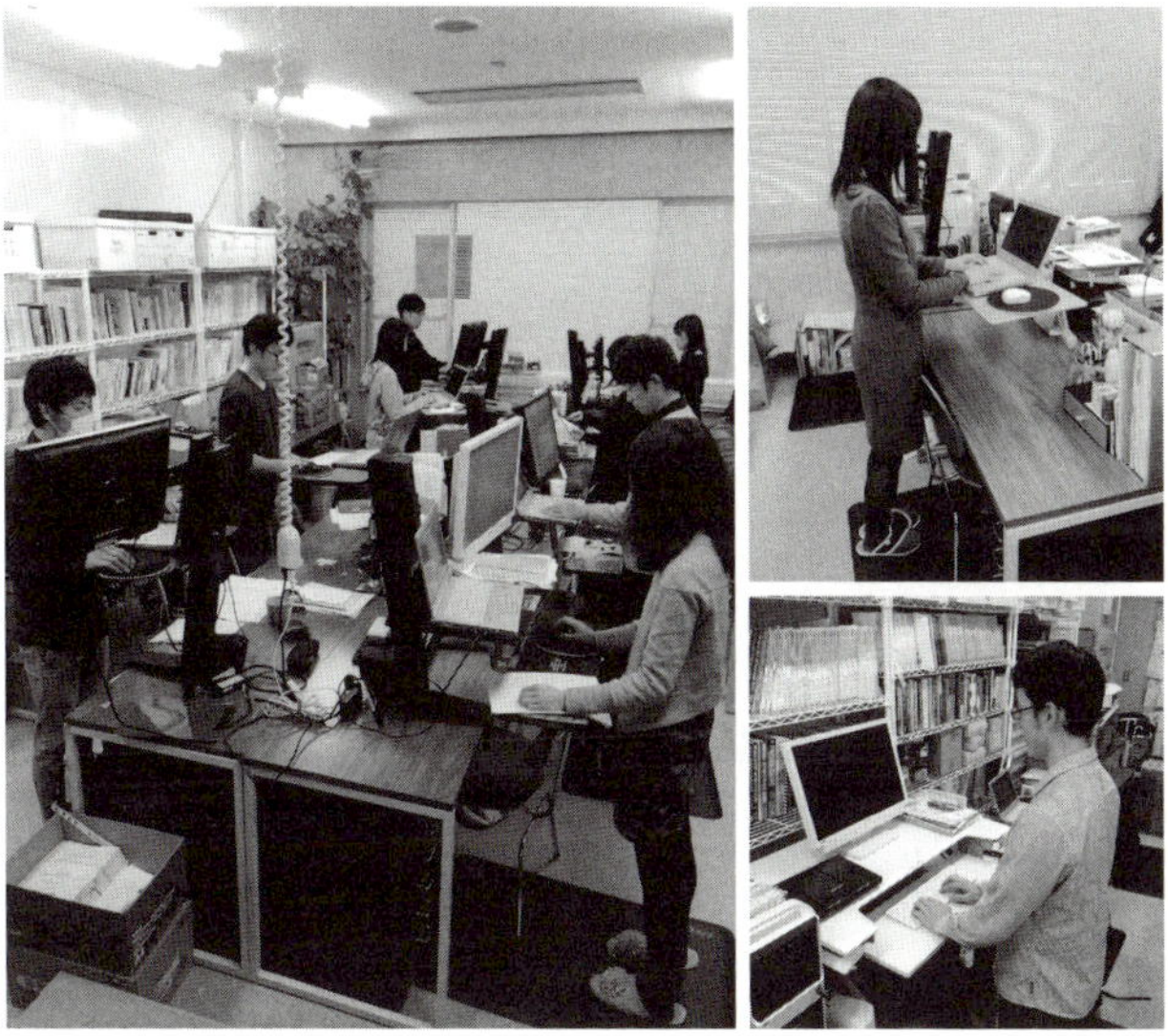

私の研究室の作業風景

座ったまま「座りすぎ」を解消する方法

スタンディングデスクやシットスタンド・ワークステーションを導入する企業が徐々に増えてきていますが、いまだに多くの企業では特別な対策はとられていません。そのため、個々人が意識して、仕事中に定期的にブレイク（立って動くこと）して、座りっぱなしにならないように心がける必要があります。

座り続けていることが体によくないとわかれば、「30分座って仕事を続けたあとは、3分くらい給湯室やトイレに行くなどしよう」など、座りすぎに対して手を打つようになります。30分ごとに動くのがあわただしいのであれば、まずは1時間に5分のブレイクから始めてもよいでしょう。

その場でできる軽い運動や簡単な筋力トレーニング（スクワットやかかと上げなど）でブレイクをすることで、座りすぎによって糖尿病リスクが高くなっていた人の血糖値などの数値がかなり改善したというデータもあります。

座ったままできる「座りすぎ」の健康リスクを解消する運動としては、左ページ図表33のようなものが効果的です。

図表33

座りすぎのリスクを解消する運動

①つま先立ちを繰り返す

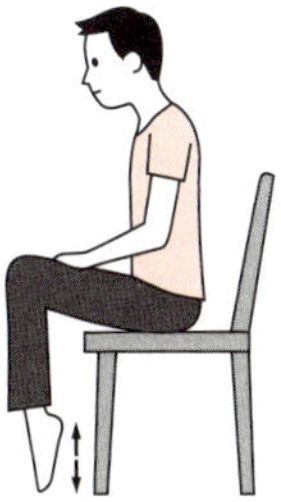

②つま先を引き上げる

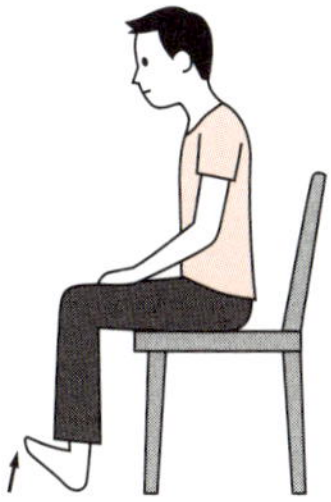

③ふくらはぎを軽くもむ

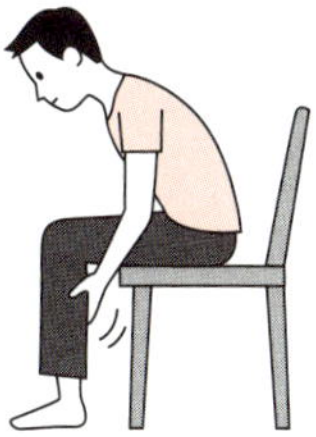

④片足ずつひざを伸ばす

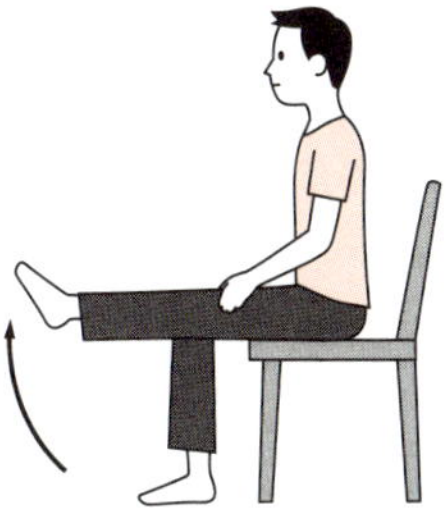

⑤両手を組んで頭上に引き上げる

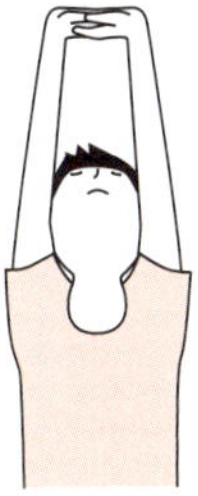

⑥上体を動かさずに首だけ曲げる
（左右1回ずつ）

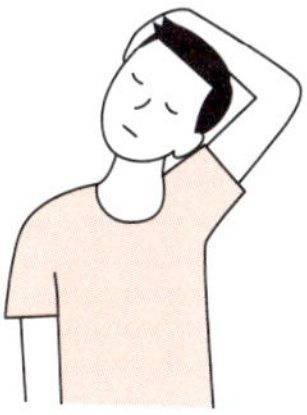

繰り返し述べていますが、大切なことは「座りすぎ」を意識することです。私はイスに座って論文や原稿を書いていますが、いまは1時間もたつと太ももの筋肉が「そろそろ立ちたい」と訴えるようになってきました。

これは、普段からなるべく立って動くように意識しているからそうなるのですが、「座りすぎ」を意識していない人は、2～3時間ずっと座っていても「立ちたい」と思わないでしょう。座り続けていることが習慣になってしまっているからです。「ときどき立つこと」を意識するようになれば、ずっと座り続けていると違和感を感じるようになります。

オーストラリアのクイーンズランド大学の研究では、職場のイスにセンサーの付いたクッションを敷いて、座りすぎかどうかを調べていますが、その技術を一歩進めて、長い時間座っているときに、「座りすぎですよ」と注意を促すクッションを開発することもできるかもしれません。

私の研究室では、みんなが知恵を出し合っていろいろな工夫をすることで、デスクワーカーたちの生活から2時間くらい座っている時間を減らしていきたいと考えています（左ページの図表34参照）。

図表34

職場で座りすぎを解消する工夫

ドアやコピー機などへは
遠まわりして行こう！

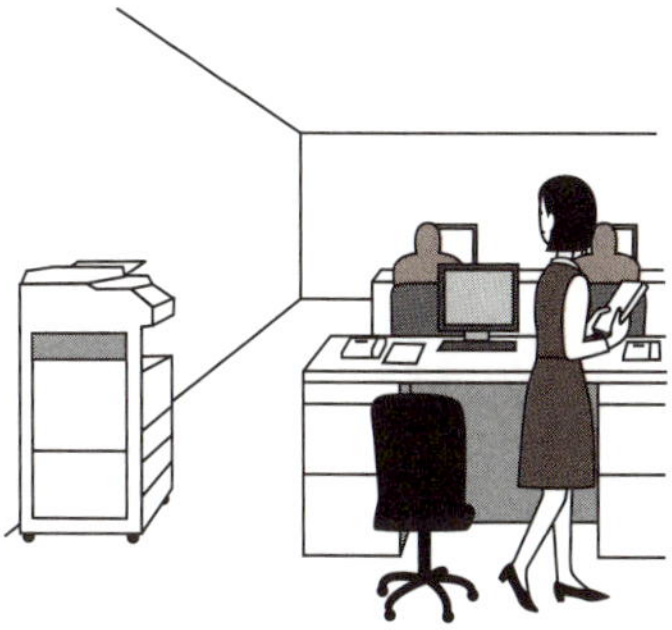

電話をするときは
立ってみよう！

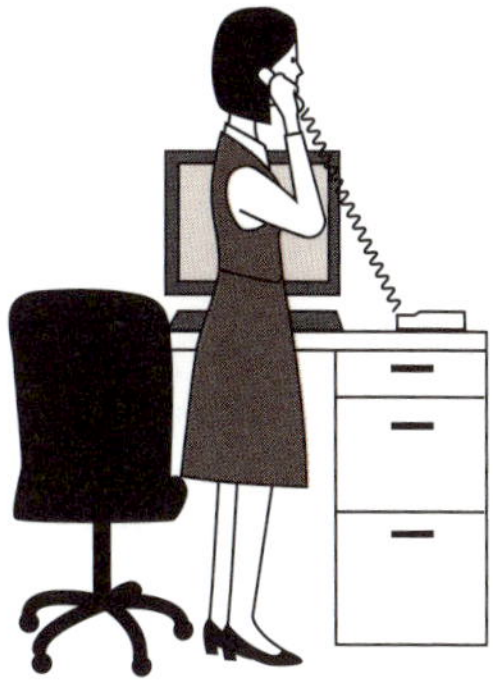

ランチは外に食べに行こう！

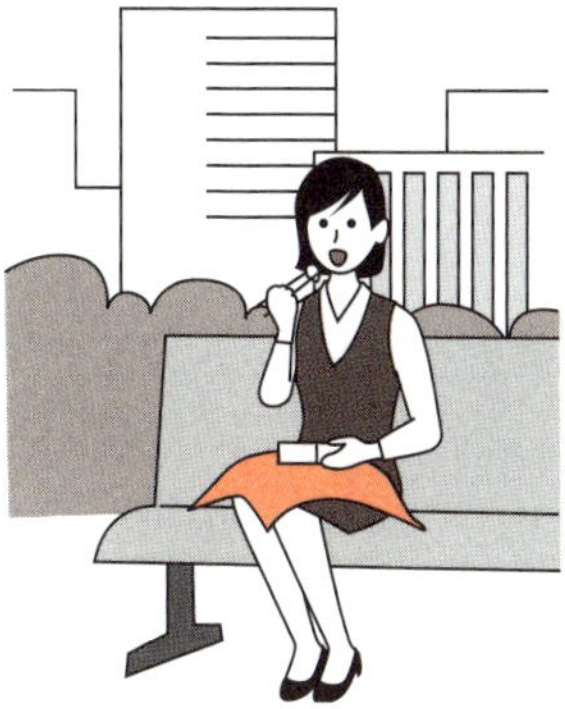

報告や連絡をするときは
相手の席まで行こう！

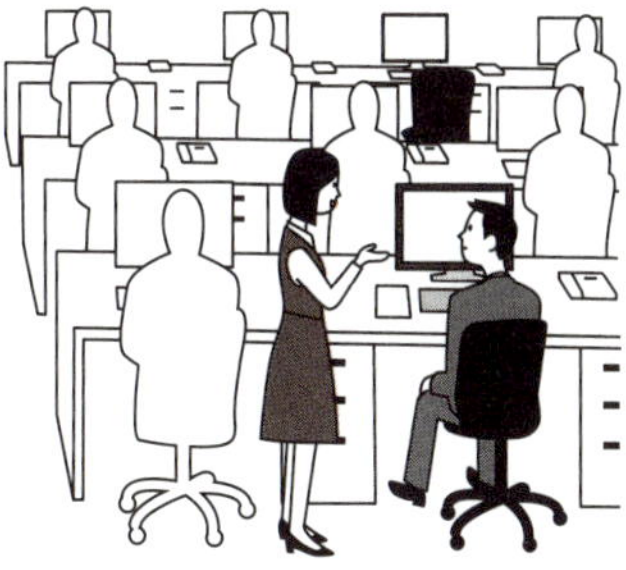

個々人が意識して心がけるだけでも、座りすぎは解消されていくはずです。短期的に劇的に肥満が改善できたり健康リスクが解消されたりするわけではありませんが、病気にならないような習慣を自分の生活のなかにぜひとり入れていただきたいと思います。

これまでの先行研究では、立って動くというブレイクは、20〜30分に1回が効果的という結果が出ました。

しかし、その結果を知っても、「デスクワークに集中しているとき、20〜30分ごとに仕事を中断して立って動くのは効率的ではない。あわただしくて落ち着かないし、仕事に集中できない」と思う人もいるでしょう。「立って動いたほうがいい」と言われても、実行できるのは1時間に1回程度かもしれません。

実験では20〜30分に1回が効果的であることはわかっていますが、最新の研究で、ブレイクは30分に3分がいいのか、あるいは1時間に1回5分程度でよいのかなど、効果的なタイミングを探っています。現段階では誰もができるタイミングとして、最低1時間に1回はブレイクしてほしいと思っています。

ツールを使って動く習慣をつける

ブレイクの習慣について、私はデスクワークの際に1時間もたつと太ももの筋肉が「そろそろ立ちたい」というようになってきたと先述しましたが、それでも仕事を途切れさせたくないときがあります。

そのようなときでもブレイクできるように、私はアップルウォッチを活用しています。ずっと座りっぱなしだと毎時50分ごとに「スタンドの時間です！　立ち上がって1分間ほど動きましょう」というメッセージが振動とともに表示されるようにセットされています（次ページ図表35参照）。

アップルウォッチなどの腕時計型のウェアラブル・デバイスを活用することで、座りすぎを防ぐことができます。アップルウォッチでは、消費したエネルギー量を示す「ムーブ」、歩いた分数を示す「エクササイズ」、1時間に1回立ったかどうかをあらわす「スタンド」を、三つのドーナツ状の円で表現します。

ムーブでは、1日どれくらいのエネルギーを消費したかがわかります。エクササイズは30分が目安になっており、その数字を見て、「今日は全然動いていないな」と思っ

図表35

ウェアラブル・デバイスを活用する

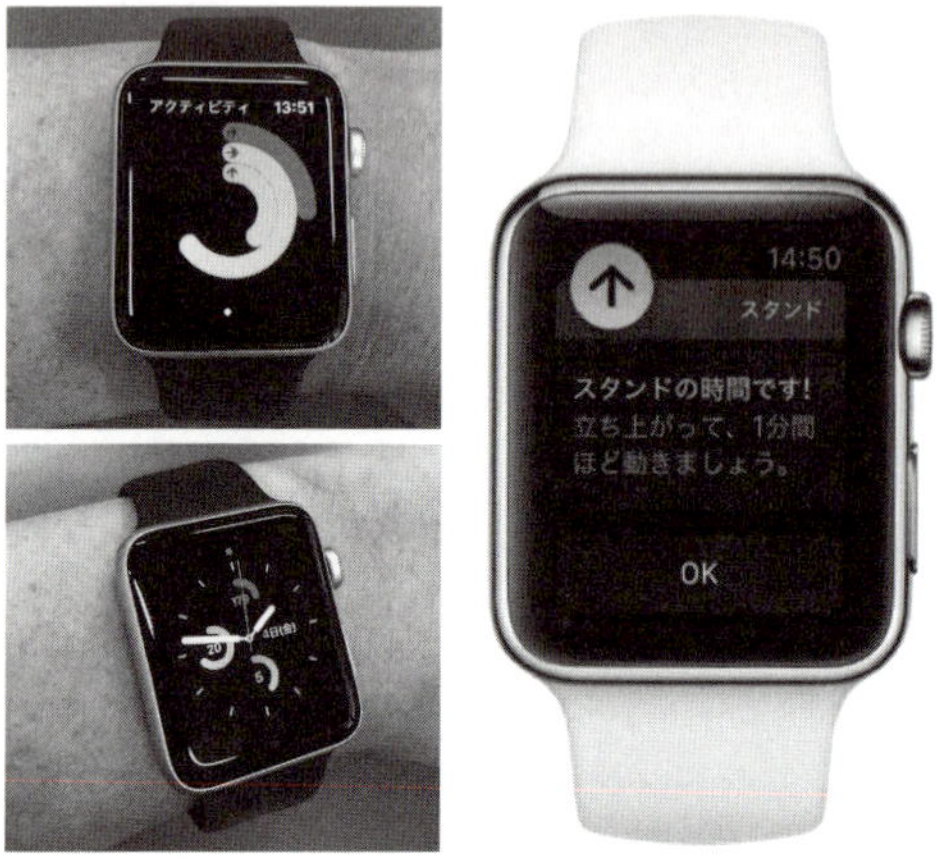

たら、ウォーキングをして目標値をクリアします。

しかし「スタンド」は、昼間全然立っていないからといって帰宅してから立ち続けても意味がありません。

1時間に1回立つという行動をとっていない場合は記録が残りません。夜にまとめて動いても、昼間ずっと座っていたらアクティブ・カウチポテトとなんら変わりません。必ず日中に立って動くことが求められるのです。

アップルウォッチのようなウェアラブル・デバイスは、座りすぎていないかどうかを確認するためのツールとして有効活用できます。

2

社員の座りすぎを解消する企業の取組み

会社が「立って働くこと」を推奨する

働く人たちにとって、職場環境はとても重要です。

職場での座りすぎの問題を解決するためには、働く個人の努力だけではなく、職場の環境整備や、座りすぎによる健康リスクの情報を社員に提供して認識してもらうことが重要です。

「立って仕事をしろと言われても、うちはそんな環境にない」という企業が多いのですが、環境づくりは心がければできるはずです。オフィスの什器は必ず買い替える時期がきますから、そのとき座りすぎないように考慮したものに変えるなど、座りっぱなしにならず、体を動かせるようにオフィス環境を考えていく運動を起こさなければならないと考えています。

私は「健康のためにデスクワーカーもときには立って仕事をしましょう」と、スタンディングデスクやシットスタンド・ワークステーションの導入を呼びかけています。

2015年に、座りすぎに関する最先端の研究者たちが集まって議論し、「勧告」というかたちでイギリスのスポーツ医学会誌にメッセージを発表しました。それは、「1日8時間労働の場合、少なくとも2時間くらいは立って少し動くようなワークスタイルにしましょう。そのために企業はスタンディングデスクやシットスタンド・ワークステーションの導入を進めましょう」というものでした。

このように、研究の積み重ねによって、およその目安が決まってきました。そのため、「デスクワークの8時間のうち、こまぎれでもいいから2時間くらい立って動けばいいだろう」というメッセージを発信できるようになりました。

社員の「座りすぎ」に着目して、企業としてそれを改善する取組みを行っている一つに、楽天株式会社があります。

楽天は「仕事中の座りすぎは社員の健康リスクを高める」という考えをもっており、本社移転の際に、全社員のためにスタンディングデスクを導入しました。立ったまま仕事ができる環境を導入したのです。

同社は「社内の公用語を英語にする」という大胆な方針をとり入れたことでわかるように、トップの三木谷浩史社長が率先垂範する企業なので、スタンディングデスクの導入もしやすかったのでしょう。

楽天では、社員全員がつねにスタンディングデスクを使用しているわけではありませんが、「座りすぎは避けたほうがいい。体によくない」と自ら意識して、立って仕事をしている人もいます。社内の様子を見ると、座りすぎに敏感なのがシステムエンジニアの人たちで、事務系の社員はまだまだ座りがちな人が多いようです。

これからわかるのは、環境を変えるだけではなく、座りすぎがどう体に影響するかを知ってもらうことが必要です。組織としてスタンディング・ワークを奨励することも重要だと思います。

スタンディングデスクを使った社員の感想

私の研究室では、スタンディングデスクを導入するなどして、座りすぎない職場環境づくりを始めた企業を対象に、立って仕事ができる環境に変わったときに社員の意識や行動がどう変化したかを調べています。

新しいツールが導入されたときに、どれだけの社員が実際に使っていけるのかといったフィジビリティ（実行可能性）や、社員が新しい環境をきちんと受け入れて自分の行動に活かしているのかというアクセプタビリティ（受容可能性）について、インタビュー調査から明らかにしたいと考えたのです。

私たちは、スタンディングデスクを導入した企業で、移転後2カ月〜半年の間に、25人の社員にインタビューすることができました。

インタビュー内容は次のようなものです。

・導入前と比べて意識や行動がどう変わったか
・使用後の感想
・使用頻度
・うまく使えない原因
・使用パターン
・どんなときに立ちたいか
・主観的にどのような変化があったか

・気分転換・集中力の向上に変化などはあったか
・今後どうすれば上手に使えるようになるか
インタビューをした社員たちからは、次のような声が聞かれました。

「腰や肩などの身体的負担が減った」

「周囲のメンバーとの会話が増えた」

「立っているとすぐに動くことができるので、打ち合わせの機会が増えた」

立って仕事することが社内のソーシャルキャピタル（社会関係資本）の醸成につながっていることもわかりました。


座りすぎによって仕事への意欲が低下することは、多くの会社が抱えている大きな問題ですが、この調査では、「立って動く時間」を導入することで、腰痛や肩こりなどが軽減されること、社内の人と信頼し合いながら仕事ができるなどの感覚につながること、また、やる気・集中力の低下などの座りすぎによるマイナス面が解消される可能性があることがわかりました。

インタビューによると、スタンディングデスクを1日に5時間以上使っている人もいれば、1日に1回10分程度の人や、週に数回の人など、さまざまでした。

立ちたくなるきっかけとしては、「集中したいとき」が多いこともわかり、これは私の想像とは逆でした。

私は、論文など書きものに集中したいときはイスに座ってじっくりと取り組みます。以前、オーストラリアに留学して研究活動をしていたときに試したところ、メールや資料を読んだり、そのほかの雑務をこなしたりするときは立っていても問題ありませんでしたが、書くことに集中するときには座って作業をしたいと感じました。

インタビューによると、「集中したいとき立つ」という人は、周囲の人とバリアをつくるような感覚で立つそうです。気分を切り替えたいときに立つと、仕事への取組み方に変化をつけるきっかけになるのでしょう。

そのほか、立ちたくなるきっかけとしては、「ずっと座っていると腰や肩に負担がかかるために、体をほぐす意味で立つ」、また「自分のやっている業務の内容を変えるときに立つ」という声が聞かれました。

少人数に対する調査でしたが、環境の変化による現場の生の声を聞くことができたことは、今後の取組みの大きなヒントになりました。

仕事中に立って体を動かすメリット

スタンディングデスクを導入した企業の社員へのインタビューでわかったことは、社員が立つことを仕事のなかにとり入れられるかどうかは、立って体を動かすことによって「気分転換ができる」「仕事の仕方にメリハリがつく」「肩こり・腰痛が軽減できる」「生産性が上がる」などのメリットが実感できるかどうかによります。

健康意識が高く、日頃から体調管理に気をつけている人は、立って動くことを習慣化していくことができます。

社内では、周囲の人が立っていると、それに影響されて自分も立つということもあるでしょう。しかし、現状としては「まわりの人に合わせよう」という意識の強い日本人は、周囲の大多数の座り続ける人々に影響されやすく、「まわりがみんな座って仕事をしているので立てません」という人が多いのです。

先のインタビュー調査では、事務系の女性の感想として、「格好をつけていると思われるのではないか」と周囲の目を気にして立てないというものがありました。

また、立って仕事をすることで本当に健康面の効果があるのかわからない、逆に、立って仕事をすることで体に負担をかけることになるのではないかという不安も、立つことのネックになっていることがわかりました。「ハイヒールを履いているので、立ったままだと足が痛くなる」という声もありました。

そのほか、立たない理由としては、「イスをしまうスペースがない」「キーボードの位置が高くなって使いづらい」というスタンディングデスク自体の使い勝手の悪さなども指摘されています。

これらの現場の声は、これまでの研究データからだけではわからない貴重な実感で、非常に参考になりました。このような声を知り、もっと立ってもらうようにするためには、座りすぎによる健康リスクや悪影響を理解してもらい、立つことによってどんなメリットがあるかという情報をさらに提供していく必要性を痛感しました。

インタビューでは、「スタンディングデスクだけでなく、仕事のパフォーマンスが上がるような周辺機器や付随する道具（アクセサリ）がほしい」という声も多く聞かれました。

背もたれが肩の位置まであるようなイスなどは、スタンディングデスクを使うときには邪魔になりますし、そもそも個人のスペースが狭いという点も問題になります。海外の企業を見ると、比較的ワークスペースが広く、個人のデスクがL字型になっているオフィスもあり、そうした企業では、シットスタンド・ワークステーションを据えてある場所以外でも立って作業ができるようになっていました。広い机で仕事をするのと、狭い机で仕事をするのとでは、動線にも大きな違いがあります。

このインタビュー調査の結果、狭いスペースでできる「座りすぎ対策」にはどのようなものがあるかも、今後のテーマの一つとなりました。

3

座りすぎが仕事の生産性を下げている

床に立ち心地のいいマットを敷く

職場などで「体を動かしましょう」と声をかけても、それで座っている時間が減ることはあまりありません。アクティブ・カウチポテトになっているのが現状です。

健康づくりの点では、「中高強度の身体活動を少しでも多くしよう」という働きかけはこれまでどおりに積極的にやるべきですが、「それ以外の時間に長く座っていると、せっかく行った身体活動の効果が活かされない」ということも伝えて、「こまめに立って動くこと」を組織として奨励する必要があります。

これまでは、座りすぎが健康リスクを高めることが十分には知られていませんでしたから、体調不良を感じても「原因の一つは座りすぎていたからだ」とは思いもよらなかったでしょう。食事や生活習慣が不調の原因であるケースもありますが、「座りすぎだったのではないか」ということも、これからは考えてほしいのです。

職場で長時間パソコンに向かうことで、これまで以上に肩こりや腰痛に悩まされるようになった人が、まず気にかけるのがイスでした。そこで家具メーカーは、人体の構造を科学的に分析し、人間工学的に座りやすいイスなどを開発し、それを利用する人も増えましたが、腰痛や肩こりは一向に減っていません。

そのため、私はイスに座らずに「立って仕事をする」ことに着目し奨励しているのですが、クリアしなければいけないことが多くあります。

その一つが靴の問題です。先のインタビューで聞かれた声にもありましたが、ハイヒールを履いている女性に「立って仕事をしましょう」と言っても、なかなか受け入れられないでしょう。そこで、私の研究室では、スタンディングデスクを導入する一方で、立ち心地のいいマットを敷くなどしています。

それぞれの企業で社員の意見をとり入れながら、仕事中に座りすぎにならないような工夫をしていただきたいのです。

上司や幹部が率先して立って働く

職場で「座りすぎ」にならない環境を整えることは重要ですが、ただスタンディングデスクを導入するだけでは、多くの人が「なんで座って仕事してはいけないの?」と首をかしげるでしょう。

環境だけ変えればいいわけではなく、なぜ座りすぎがよくないのか、座りすぎにどんな健康リスクがあるのかをきちんと周知する必要があります。企業として、個々の社員が1日にどれだけ長い時間座っているかなどのデータを開示しながら、そこに「立って動くことによる効果」についての情報提供を組み合わせる必要があるのです。

たとえば、左ページ図表36にあるようなデータを社員に示して、具体的にどれくらいの時間座っているのかを示すのも効果的ではないでしょうか。このデータでは、仕事中にデスクワーカーがいかに長時間座っているかが一目瞭然です。

また、企業が組織として「座りすぎない」ことに取り組んでいることを見える形で訴える必要もあります。

たとえば、上司や幹部が率先して立って仕事をし、それを組織として奨励するので

図表36
仕事形態別に見た場面別座位時間の差異(平日)

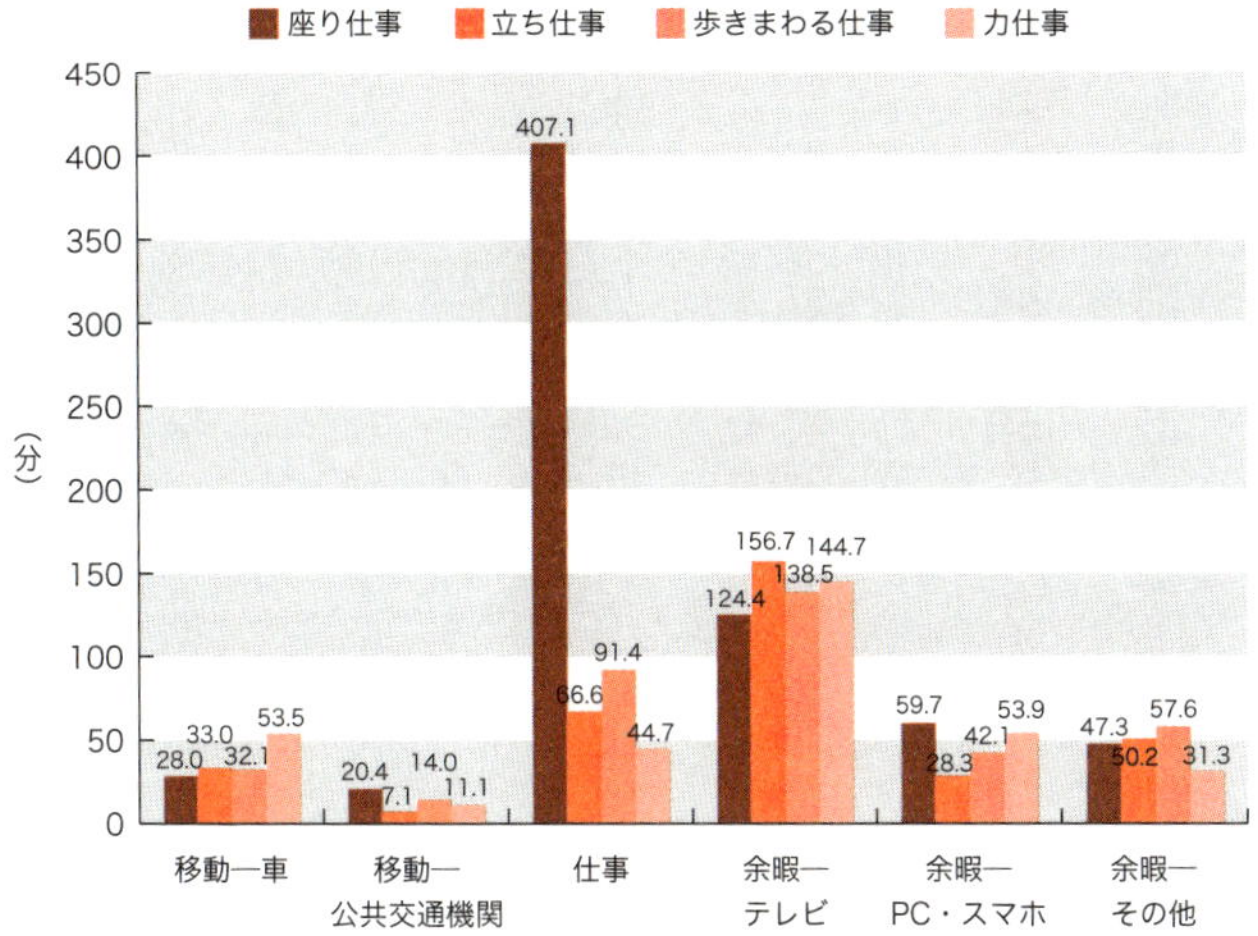

仕事形態別に見ると、仕事中はデスクワーカーの座位時間が突出しているが、そのほかの時間ではあまり違いは見られない

す。そして社員全員に、立って仕事をすることのメリットを周知しなければ、立って働く人が組織内で浮いてしまいます。

スタンディングデスクを導入した企業の社員から、「立って仕事をしていると、格好つけていると思われるのではないか」「健康のためには立ちたいけれど、誰も立っていないから自分だけではできない」という声が聞かれました。ですから、会社として座りすぎの解消に取り組んでいるというメッセージを、トップから発することが重要なのです。

まずは、会議やミーティングなどの際に使うスタンディングデスクの導入を考えてもよいのではないでしょうか。

環境の整備、啓蒙活動、組織による取組み、この三つが組み合わされて、はじめて会社での座りすぎが解消されていきます。

働けば働くほど健康になるオフィス環境

立って仕事をするためのオフィス用品の開発にいち早く取り組んでいる企業の動きも紹介しておきましょう。

その一つに、エルゴトロン社があります。

医師や看護師が立ったままパソコン操作ができる環境を整備する、という視点から商品の開発を始めた企業です。ユーザーの職場環境や業態、ニーズに沿った「立って操作できる機器」の開発を出発点にしています。

日本の企業のなかにも、スタンディングデスクなどの開発に取り組み、商品化している企業も出てきています。

スチール家具や事務機器の製造・販売などを行っている株式会社岡村製作所は、これまで長時間座り続けても疲れないイスの開発などに注力してきた会社ですが、座りすぎのリスクが叫ばれる昨今、立ったままで仕事ができるデスクを開発しました。

このように、さまざまな企業がそれぞれの立場で、座りすぎのリスクを解消しようという潮流ができつつあります。私は、この流れをさらに大きなものにしていきたいと考えています。

座りすぎの解消には、官民・産学を問わず、さまざまなところからの視点やアイデアが必要です。自分たちのもっている技術で、どうすれば座りすぎを解消できるのか、どうすれば心地よく立って仕事ができるようになるのかなど、いろいろな知恵を出し合ってこの問題に取り組んでいく必要があります。

個人を対象にした研究だけを積み重ねても、「座りすぎないように」という働きかけは広がりません。

生産性の上がるオフィス環境の整備は、企業にとってとくに関心のあるところでしょう。私は先行して、仕事中における座りすぎの健康リスクや生産性への影響などに関する研究データを出していき、「働けば働くほど元気で健康になるオフィス環境づくり」をめざすムーブメントを起こす必要性を感じています。

座りすぎない社内ルールをつくる

働き方改革や健康経営の波に乗って、スタンディングデスクなどの什器やオフィスデザインを含め、座りすぎないようにするアイデアを共同で出し合い、社員を元気にするオフィス環境づくりをめざす——。

もちろん、まずは「座りすぎである」という社員1人ひとりの意識を高めていかなければなりませんが、一方でハードとソフトを含めた環境的な支援が必要です。それには、社内でのルールづくりも含まれるかもしれません。

「できるだけ立ちましょう」と声をかけるだけでは実効性は乏しいでしょう。そこで、たとえば「1時間のうち50分間は立って仕事をする」と決めてしまう。その代わり残りの10分は必ず休憩をとり、マッサージチェアやソファがあるリラックスルームでコーヒーでも飲みながらみんなで仕事の話をし、意見交換をし合う——そんなワークスタイルの企業が出てきてもいいのではないでしょうか。

会社で座りっぱなしだと、家でもそのスタイルを引きずってしまいがちになります。立ち仕事の人を調査すると、デスクワークの人に比べて日常生活でも立っている時間が多いことがわかりました。私は、仕事のスタイルが私生活でも持ち越されることを意外に思いました。仕事で立っているのだから、家では座りたがるだろうと思っていたからです。

デスクワークを中心にした働き方をしている人は、座り癖がついているため、電車に乗ってもすぐに座りたがり、立ち仕事の人は立っていることに慣れているため、座らなくても平気なのかもしれません。仕事中の習慣が、生活全般にも少なからず影響しているようです。

これは、立つ習慣が身につけば立てることを示していますが、ただし、休日に関し

図表37

仕事形態別に見た場面別座位時間の差異（休日）

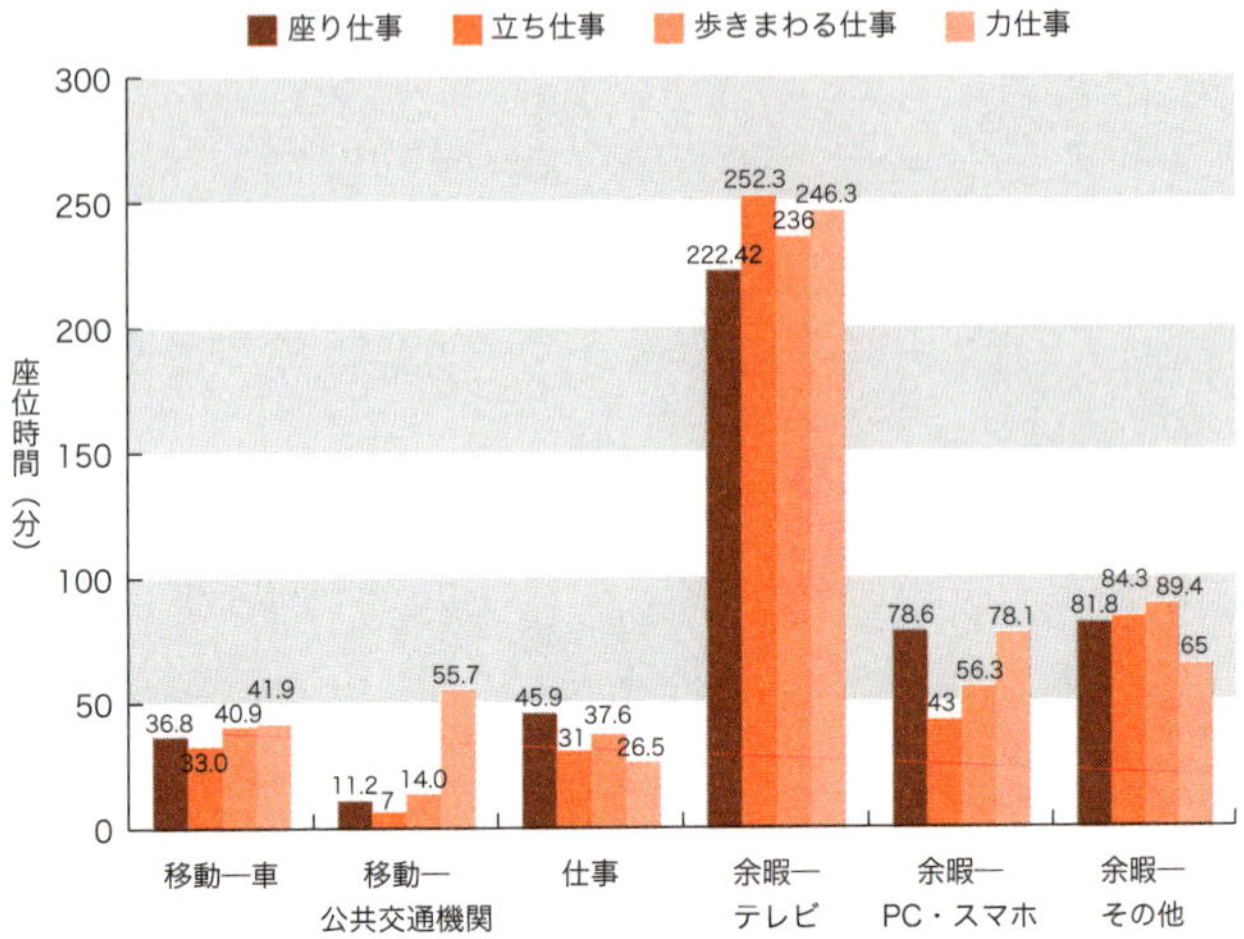

座り仕事の人、立ち仕事の人、歩きまわる仕事の人、力仕事の人、すべての仕事形態で、休日は同じように座りすぎている

ては違っていました。

立ち仕事の人は休日でも座っている時間が少ない、という結果であればよかったのですが、残念ながらそうではありませんでした。やはり、立ち仕事の人もそうでない人も、休日には座る時間が長いのです（右ページの図表37参照）。

多くの企業がさまざまな技術をもっていますから、そうした技術を応用すれば、現代人から座りっぱなしの生活を遠ざけることが可能になるはずです。「座りすぎが健康リスクを高めることがわかっていれば立って動くのに」と考える人は確実に何割かいますから、そこに企業の技術を活かす余地があるはずです。

第4章

座りすぎない生活習慣をつくる

1

家庭生活で座りすぎないために

「あさイチ」に出演してわかったこと

座りすぎないためには、仕事中だけでなく、家庭生活でも長い時間座りすぎないように、こまめに立って動くことが重要です。

私は、オフィスで働くデスクワーカーはもちろん、主婦や高齢者の方にも、まずは「座りすぎている」ことを意識してもらうことが大切だと考えています。

高齢者を対象にしたオーストラリアの研究では、座ることについてのメリットやデメリットを伝え、「座らずに楽しめる趣味に取り組みましょう」などという働きかけをした結果、平均で1日30分ほど座りすぎを改善できたことを報告しています。[39]

家庭生活においては、料理などの家事は、座りすぎの解消として理想的な活動です。

家庭では、一般に女性のほうが男性より動きまわっているように思います。女性は、家事や子育てなどで、落ち着いて座る間もなく動いています。現在、男性より女性のほうが平均寿命が長いのも、これまで女性が男性よりも家庭内でこまごまと活動していたからかもしれません。昔は、夫は座ったまま「お茶」「新聞」「メシ」「風呂」と言うだけだったのに対し、妻はその準備のためよく体を動かしていたわけです。

独身の男性であれば、食事でも外食したり買い物に行って料理をしたり、洗濯もコインランドリーに行くなど、日常生活でも活動的です。それに比べると、既婚男性は妻に任せきりになりがちでした。

ですから、食後の洗い物をしたりゴミ出しをしたりするなど、夫も積極的に家事を手伝うという近年の夫婦の暮らし方は、以前の暮らし方よりも健康にとってよいといえるでしょう。

とくに子育てでは体を動かします。それを実感したのは、NHKのテレビ番組「あさイチ」に出演した際のことでした。

番組では、「病を生む!? 〝座りすぎ〟にご用心」というテーマがとりあげられ、私はコメンテーターとして参加したのですが、その際に3人の女性の生活を観察することができました。

子どもがいる専業主婦Aさんは、1日の4分の3程度を座って生活していました。子どもたちを遊ばせる場所にクルマで移動し、子どもが遊んでいる間はベンチに座っています。家では台所にイスを用意し、座りながら料理をします（彼女の場合、腰痛持ちだったので仕方がないのかもしれませんが）。

Bさんは事務職の一人暮らしで、ウォーキングを日課にしていましたが、それ以外の時間は、仕事中はデスクワーク、家ではパソコンでゲームをするなど、ほぼ座っていました。いわゆる「アクティブ・カウチポテト」です。

Cさんは番組では放送されませんでしたが、1日のうち座位時間が40％しかありませんでした。とくにスポーツをしているわけでなく、また意識して動こうとしているわけではありません。Cさんには幼い子どもがいて、「あらあら」と子どもを追いかけて家の中を動きまわっていたのです。

この3人の例でわかったことは、環境が私たちを座らせているのではないか、ということでした。

意思だけで生活行動を変えるのはなかなか困難です。だからといって、全自動洗濯機や掃除機など電気製品がなかった昔の生活のように、否が応でも立たざるを得ない環境に戻るのはむずかしいでしょう。それでも、環境が人の行動を決めているという側面が少なからずありますから、できるだけ座りすぎない環境をつくり、座りすぎない習慣を身につけることが大事になります。

一つ意識すれば連鎖していく

健康づくりとはおもしろいもので、何か一つ体によいことを始めると、健康についていろいろと気にかけるようになっていきます。

たとえば、食事に気をつかうようになると、これまで以上に運動しようと考えるようになります。食生活に気を配りながら、運動不足が気にならない人は少ないものです。健康について何かしら一つでも気を配るようになると、その意識が生活習慣に連鎖していく傾向があるのです。

ですから、まずは自分がやりやすい、やってみたい行動を見つけることが大切です。その一つとして、「できるだけ立って動く」ことから始めれば、次は「ちょっと運動してみようか」となり、「では、食事にも気をつけてみよう」というように意識が広がっていって、より健康的なライフスタイルになっていくかもしれません。

「運動しなければならない」と思うとハードルが高くなりますが、テレビを見ているときにCMの時間に「立ってちょっと動く」というのであれば、実行しやすいのではないでしょうか（左ページの図表38参照）。

第2章でくわしく説明したように、テレビ視聴時間の長さが現代人の座りすぎの大きな原因ですから、たとえば、CMの時間には立って動くようにするのです。

飲み物を用意してからテレビを見るのではなく、コマーシャルのたびに台所に行って喉を潤すなど、CM時間を絶好のブレイクタイムにするのです。

このような小さな決まりでも、自分なりにつくっておくことが大事です。専門的な言葉でいえば、「行動変容のスキル」を活用するのです。

ヒトは目標をうまく定めれば、それに向けて行動できるようになります。それと同じように、「この時間はこうしよう」と、生活のなかで目標を決めるのです。

「自分で決めた時間がきたらブレイクする」という目標と、座りすぎの健康リスクに対する知識やリテラシーとがうまく合わされば、生活習慣を変えることができるのではないでしょうか。

図表38

座りすぎを解消する工夫

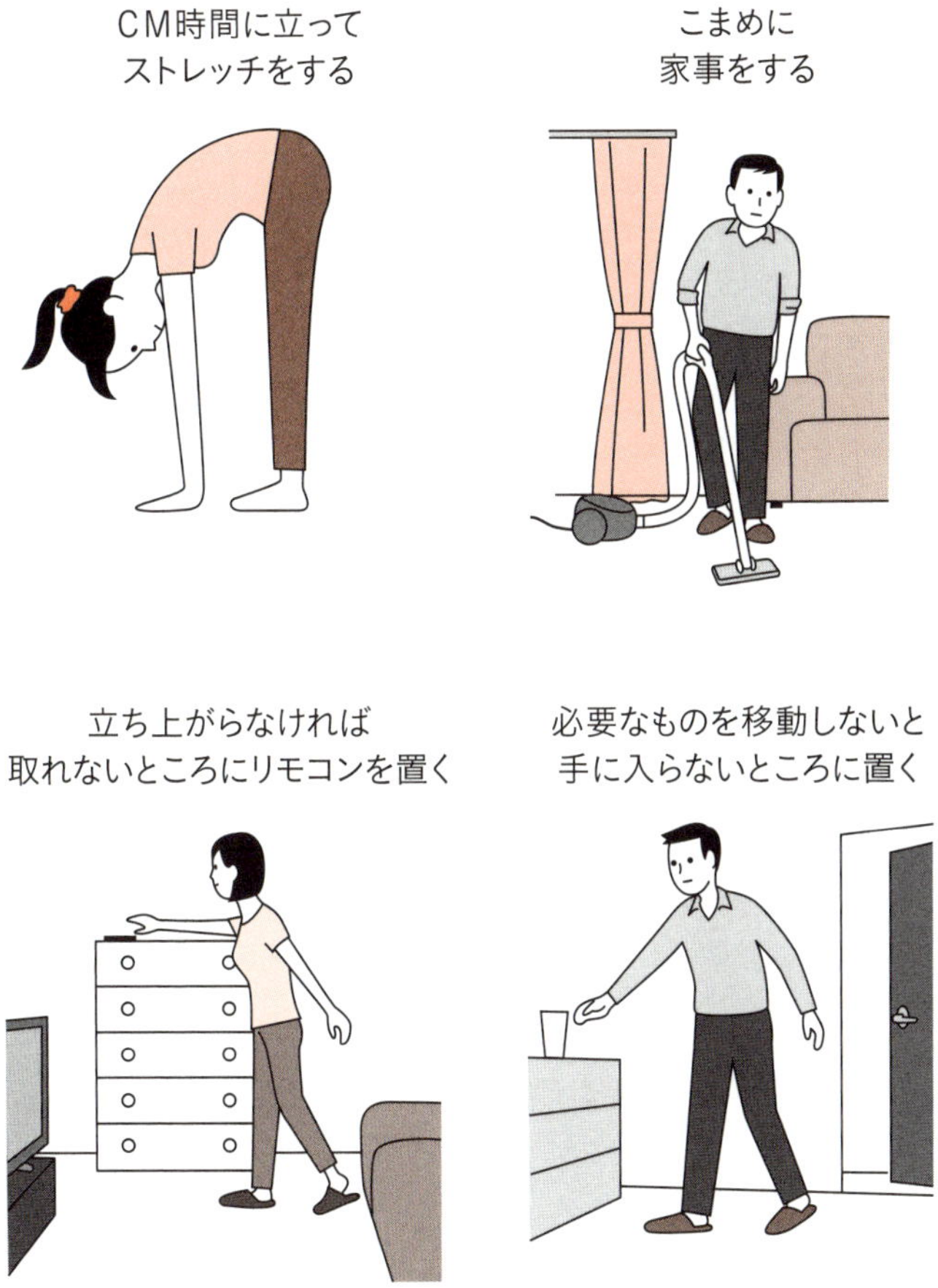
CM時間に立って
ストレッチをする
こまめに
家事をする
立ち上がらなければ
取れないところにリモコンを置く
必要なものを移動しないと
手に入らないところに置く

何も考えもせず、意識もしないままだと、だらだらと座り続けてしまいます。そこで、自分がどれだけ座っているかを知るという目標を立てます。まずは、座りすぎない行動のメリットとデメリットを洗い出してみましょう。

運動すること・座りすぎることによるメリットやデメリットを書き出してみるのです。人生や仕事で何か大きな決断をするときには、それによるメリットとデメリットを考え、書き出して可視化（見える化）すれば、判断がしやすくなります。そういったちょっとしたことが、生活や行動を変えるためには必要です。

「運動」より「座りすぎない」を心がける

先述したように、帰宅後や週末に運動することは、やらないよりはよいのですが、それで満足して日ごろ座りすぎていてもいいということではありません。「週末にジムに行って2時間汗を流しているから、平日は座りっぱなしでも大丈夫」という考えは間違いです。

筋肉を鍛えたい、体を引き締めたいという場合は、ジムなどで運動するのが効果的です。ただし、週末にやるだけでは、筋肉を鍛えるのには十分でないでしょう。結果として何を求めるかによって運動の仕方も違ってきます。

「マッチョになりたい」「シェイプしてやせたい」という場合には、比較的連続した運動を定期的にやる必要がありますし、食事にも気をつけなくてはいけませんが、病気予防という観点からは、30分を3回に分けて10分ずつ運動するのも、同じような効果が得られるとされています。

現代人の多くは、マッチョになったりシェイプしたりするためのエクササイズだけを「運動」ととらえていますが、「運動」はハードなものだけをいうのではありません。病気のリスクを低めるという点では、ハードな運動だけでなく、座りすぎをやめて立ち歩くという運動に大きな効果があるのです。

ですから私はまず、「日常生活のなかで座りすぎないこと」に焦点を当てているのです。

日常生活の活動の重要なポイントは、中高強度の身体活動と低強度の身体活動は、どちらかをやればどちらかをやらなくていいということではないこと。健康の維持・増進のためには、できるかぎり中高強度の身体活動を増やすべきですが、それとは別に、座りすぎを少しでも減らし、1・6〜2・9メッツ以上の低強度の身体活動を増やすことが健康リスクを低くするのです。

国を挙げて座りすぎ解消に取り組む

座るという行為は、現代人にクセのように自動化されてしまっています。座れるのであれば、立っているのではなく座る。それが生活の習慣のようになっていますから、元気な人でも、自由に座ることのできる空いたイスがあれば、すぐに座ろうとします。

登山に出かける服装をした高齢者が電車の中で争って座ろうとする光景を見かけると、「登山するくらいお元気なのだから、立って揺られて体幹をトレーニングしたほうが体のためにいいのに」と思ってしまいます。

海外では、座位行動が健康リスクに関係するという数々の研究成果にもとづき、国を挙げて座りすぎの解消に取り組む動きが出てきています。

イギリスでは、2011年に「Start Active, Stay Active（スタート・アクティブ、ステイ・アクティブ）」という身体活動に関する指針を発表しています。

オーストラリア政府は、2014年に「Make Your Move — Sitless — Be Active For

Life!（メイク・ユア・ムーブ――シットレス――ビー・アクティブ・フォー・ライフ！）」という身体活動・座位行動指針を打ち出しました。

それらのなかでは、身体活動に関しては、「1日30分以上、こまぎれでもいいので毎日動きましょう」など、時間まで明記されています。

座位行動に関しては、まだ科学的根拠が不足しているため、「何分に一度」といったような正確な時間までは明記できていませんが、それでもイギリス、オーストラリアでは、「座っている時間をできるだけ減らそう」というメッセージを、子どもから高齢者にまで提示しています。

ここ数年でさまざまな学会が声明を出したり勧告したりするなど、少しずつ座りすぎの健康リスクに関する認識が広まってきました。そして、「どうやって座りすぎを減らせばいいのか」という取組みが考えられるようになってきています。

2

子どもの座りすぎはこわい

体力が低下すれば学力も低下する

日本ではここ数十年の間に、子どもの体力低下が顕著になり、最近では体力低下が学力と関係することが知られるようになってきました。

私は保護者の方々に向けて話をする機会があります。その際、「子どもたちの体力が低下してきていますから、もっと体を動かすように指導してください」と伝えても反応が薄いのですが、「体力の低下は学力の低下と関係しています」と話すと、にわかに興味を示します。

授業中に座り続けていることが問題なのか、余暇時間にゲームをしたりテレビを見たりしていることが学力に影響しているのかは、今のところわかっていませんが、体力と学力に関係があることは、すでに世界的な共通認識となっています。

文部科学省が行っている「体力・運動能力調査」では、日本の子どもたちの活動量が年々減少しているという事実が報告されています。また、子どもの姿勢の悪さも問題になっていますが、これは筋力の不足によって体を支えきれないため、姿勢の悪い子どもが増えてきたのです。

体力がなければ、少しの負担でも疲れやすくなりますから、当然、集中力も落ちるはずです。

現代の子どもたちの1日の歩数は平均1万2000歩くらいで、私の子ども時代の2万数千歩と比べると半減しています。こうした活動不足による体力の低下は、将来的に子どもたちの健康リスクを高めてしまうでしょう。

肥満傾向児が増えていることはよく知られていますが、一方でやせすぎ児童も多く、両者ともに座る時間が長いことは確かです。子どもたちは、学校で座り、塾で座り、家でも座り、と座りっぱなしです。

家で座っている時間の長さは、「スクリーンタイム」の長さと比例します。スクリーンタイムとは、テレビ番組やDVDの視聴、ゲームやコンピュータなどを操作する時間のことで、諸外国では、子どものスクリーンタイムを1日2時間以下にすることが推奨されています。しかし、その基準をクリアしている国はあまりありません。

アメリカでは、スクリーンタイムが1日2時間未満の子どもは、男子で26・7%、女子で35・0%です。[40]

日本では小学5年生と中学2年生の男女を調べたところ、1日のスクリーンタイムが2時間以上の子どもたちが50〜60%にものぼっています。[41] とくに、1日に2時間以上テレビを見たりゲームに興じたりしている子どもが、男女とも60%以上いるということです。[42]

座りすぎの子どもは大人になっても座りすぎる

「子どもの座りすぎによる健康リスク」に関するデータは、海外ではある程度集まってきていますが、日本には非常に少ないのが現状です。

欧米では子どもの肥満が大きな問題となっているため、座りすぎを対象とした研究も盛んに行われているのです。日本では肥満児が増えてきたとはいえ、欧米の子どもたちほど肥満化が進んでいないため、研究が遅れているのが実態のようです。

子どもの生活環境・健康状態に関してもっとも重要なことは、子どもの頃の習慣が将来にもち越される点です。

小学生の生活習慣や健康状態は中学生へ、中学生は高校生へと、次の年代にずっともち越されていきますから、子どもの頃のライフスタイルは将来の生活習慣病や、介護にまで発展する可能性があります。

幼少時に身についた生活習慣がそのまま10代、20代へともち越されてしまうため、子どもの頃にしっかりとした座りすぎない対策を講じる必要があるわけです。

子どもを対象にした長期間にわたる追跡調査はなかなか難しく、十分な科学的根拠があるとはいえませんが、将来に悪い生活習慣をもち越さないよう、子どもの頃から足腰をしっかり動かして鍛える一方で、座位時間を減らす取組みがもっと重要視されていいでしょう。

授業中の座りすぎをなくす

体力が低下している子どもに対して、座りすぎの状態からちょっと立って動くようにするという程度では、体力が向上するわけではありませんが、体を動かすには、まずは、立つことから始めなければなりません。

かつて授業中は、先生から指名された生徒が前に出て黒板に答えを書いたりしていましたが、今は1人に1台のタブレットパソコンを持たせる授業も増え、席から動かなくても授業が進められます。それも座りすぎを助長します。

国語や算数は、45分間の授業を座ったまま受けることが当たり前になっていますが、ずっと座ってやらなければいけないのか、という点も考え直してみる必要があると思います。授業のやり方を変えれば、子どもの座りすぎの時間を軽減することができます。

教室の使い方を工夫することで、子どもたちの座りすぎを解消することもできるのではないでしょうか。

今、日本では少子化の影響で教室のスペースにかなり余裕があります。そこで、「教室の前のほうは座って活動できる場所、後ろのほうは立ってみんなでディスカッションできる場所」といったエリアマネジメントを行うのです。こうすることで、子どもたちが活発に学習することが可能になるのではないでしょうか。みんなで相談するときは後ろに移動するなど、立って動くことが習慣になるような授業もできればいいなと思っています。

学校の教室に、職場と同じようなスタンディングデスクをとり入れることも一つのアイデアでしょう。

ポケモンGOのメリット

家庭でも座りすぎない工夫をしたいものです。

一時期、「ポケモンGO」というゲームが大人気となりました。ご存じのとおり、スマートフォンのアプリが現実の世界とリンクして、実際に外を歩きまわってポケモンをゲットするというゲームです。歩きスマホは大いに問題がありますが、子どもを外に出すという点では画期的でした。このように、子どもを歩かせるアイデアはほかにもいろいろと考えられるはずです。

かつて肥満の成人に対して「テレビ・ロックアウトシステム」を導入した実験が行われました。ロックアウトシステムとは、1週間にテレビが映る時間を決めて、その時間を超えるとテレビが映らなくなるというものです。それによって、肥満および座りすぎの解消に効果があったことが医学誌に発表されました。[43]

これにならって、子どもが使うパソコンやゲーム機の画面に一定の時間ごとに「立って動きましょう」といったメッセージが出てくるなど、さまざまな工夫が考えられます。先に紹介したスマートウォッチのようなウェアラブル・デバイスなどの技術開発は、これからどんどん進んでいくでしょう。

日本の場合、欧米に比べて子どもの肥満の問題はそれほど深刻ではありませんが、将来的な健康リスクを考えると、座りっぱなしではなく立って動いて活動量を増やす必要があります。小学生くらいから正しい座り方も含めて教育していけば、立つことが自然にできるようになるのではないでしょうか。

保護者の方々や小学校の先生方が、座りすぎに関する知識をもって、子どもたちの健康リスク軽減に努めていただきたいと思っています。

3

高齢者の座りすぎを解消する

座りすぎに気づいてもらう

以前、高齢者の方々に、腰に加速度計をつけていただき、1日の活動量を調べてみたことがあります。

なかには、1日の90％くらいを座って生活している人もいました。それを知って、冗談まじりに「私、ほぼ死んでいるみたいですね」と言う人もいます。

ある研究では、「自分が座りすぎている」ことに気づくことで少し動くようになり、座りすぎをある程度解消できるようになったという事例がありました。つまり、自分の座りすぎを認識することでその問題に気づき、立って動けるようになる人もいるのです。

オーストラリアでは、高齢者に対して介入研究を行った例があります。介入研究とは、観察や調査を行うだけでなく、指導などによって生活習慣を変化させてその効果を調査する研究です。

そこでは、自分がどれくらいの時間座っているかを高齢者に知ってもらうため、加速度計で測った数値を見せて座りすぎを自覚してもらい、座らなくても楽しめる趣味・活動を一緒に考えたり、普段の生活のどのような場面でどんな行動をすればいいか目標を決めたり介入を行うことで、60人ほどが1日平均3％（約30分）ほど座りすぎを解消することができました。[39]

「自分は座りすぎている」と気づくことによって、その解消に取り組む人も出てくるのです。

座りすぎは老化を速める

高齢者は、一般に起きている時間の60〜70％ほど座っている時間があるといわれています。

会社を定年退職した人は、会社人から地域人になり、自分の活躍する場所を見つけられる人はコミュニティでさまざまな活動をするようになります。一方で、そのような場所を見つけることが難しい場合、家の中でテレビを見ながらボーッとしてすごす人も多いという話もよく聞きます。

高齢者の座りすぎに関するデータも出てきており、座りすぎによって総死亡リスクが高くなることも徐々にわかってきています。介護を必要とせずに健康寿命を延ばすという観点からいえば、足腰が丈夫であることはとても大事なことです。

サルコペニア（筋肉量や筋力の低下）やロコモーティブ・シンドローム（運動器症候群ともいい、骨や関節、筋肉などの運動器の機能が低下し介護の必要性が高くなる状態）など、運動器系の疾患や機能の低下も、座位時間が大きく影響しています。

電車に乗る際に、足腰が弱っている人が座席に座りたいという気持ちはわかりますが、まだ足腰が丈夫で、これからもずっと元気でいたいというのなら立って揺られて体幹訓練をしたほうが健康にはいいでしょう。

たとえば、できるだけ速く歩く5メートル歩行テストや、3メートル先のコーンをまわって帰ってくるスピードなどの移動にかかわる体力を見ると、やはり座っている時間が長い人のほうが、数値が悪くなっています。

座っているトータル時間だけではなく、30分以上連続して座っている時間の割合や、1時間にどれくらいブレイクしているかなども関係しています。座っているトータル時間を増やさないことも大事ですが、ブレイクをタイミングよく行い、長時間連続して座っている時間を少なくすることも重要です。

こうした調査に協力してくれる高齢者は、健康に対する意識が高い方々なのですが、そんな人でも座りすぎの毎日を送っているのです。ですから、一般的には、もっと座りすぎているのではないかと想像しています。

足腰が丈夫な高齢者は元気で長生き

要介護になる原因を考えたとき、高齢者が気をつけなければいけないことは、大きく二つあります。

介護が必要となる一番の原因である脳卒中を予防するためには、生活習慣病やメタボ対策なども当然ですが、健康寿命の延伸を考えた場合、

①足腰の丈夫さを保つこと
②認知機能の低下を防ぐこと

の2点が重要です。

高齢者が将来的に元気でいられるかは、ある年齢での歩行速度で知ることができます。先に説明したように、ある時点で調査した歩く速度が速いほど、その後元気でいられる可能性が高いことが知られています。

テレビ視聴時間と歩行速度の関係について調べた研究では（85ページ参照）、テレビを長時間見ていた人はそうでない人に比べ、10年後の歩行速度の低下割合が大きいのです[30]。つまり座っている時間が長い人たちは、10年後にその歩行速度が維持されないリスクがかなり高いということになります。

歩行速度は、元気で長生きできるかを予測する、もっとも重要な指標です。同じ研究で、テレビ視聴時間と握力との関連性についても調べていますが、握力とはあまり関係性はありませんでした。荷物を運んだり、モノを持つなど、握力は高齢になっても日常的に使うからだと思われます。しかし、長い時間座りっぱなしでテレビを見ていると足腰を使わなくなるため、歩行速度に影響が出るのです。

4

座りすぎの人を減らすために

町ぐるみの「座りすぎ解消計画」

「運動しよう」「動かなくては」と意識して動くのではなく、結果として座りすぎが解消できるような工夫もあります。

たとえば、寺社巡りや名所・旧跡巡りです。

ある自治体が行っているイベントに、町や村の全体を美術館・博物館に見立てて、「展示物」を見るために歩いてもらう「街全体美術館・博物館構想」という取組みがあります。このようなイベントに参加すれば、健康を意識してウォーキングをするのではなく、「展示物」を見るために自然にウォーキングができるわけです。

また、プロ野球の球団と共同して、野球観戦が高齢者にどのような影響を及ぼすかという研究も行われています。野球観戦によって気分が高揚し、行動を変え、それが健康とどう関係するかなどを調べる研究です。

プロ野球のチケットを渡して、決められた回数以上の試合を観戦してもらい、数カ月後の健康状態を測定するというおもしろい試みです。

「強制的に立ったり歩かせたりするのではなく、何かするために結果として立ったり動いたりできないものか」と知恵を絞って、街全体美術館・博物館構想やスポーツ観戦などのアイデアが生まれました。

健康のために運動したり、座りすぎを解消するために動いたりすることはもちろん大切ですが、多くの人に意識づけして、積極的に取り組んでもらうのは容易ではありません。そのため、このように運動が目的ではなく、いつのまにか勝手に体を動かし、それにより座りすぎが解消されていくような仕掛けがたくさんできていくのが私の理想です。

健康や福祉、医療や介護との連携も必要ですが、まったく違う分野と協働した取組みから意外な発想が生まれるものと考えています。

自然に体を動かせる環境をつくる

女性は健康や美容に対して、より健康により美しくと積極的に行動する傾向がありますが、男性はよほどのことでないとあまり興味をもちません。また、若い頃からスポーツに馴染んでいて、体を動かすことが苦にならない人がいる一方で、元来スポーツが苦手で運動が習慣になっていない人がいます。

そうした健康にあまり関心のない男性や、体を動かす習慣のない人に、座りすぎにならないよう、いかに動いてもらうかが私の課題です。

そういう意味で、「街全体美術館・博物館構想」などは効果を期待しています。「健康のために体を動かそう」というとハードルが高くなりますから、違う観点から「結果的に体を動かせた」という環境をつくることが目標です。そのためにも、環境整備に着目することがとても重要だと考えています。

私は犬の散歩の研究も行っているのですが、ウォーキングをしない人でも、犬のためなら毎日歩くことができる人が多いのです。

自分の趣味が、結果的に身体活動に結びついていれば理想的です。最近はやりの映画の撮影場所やアニメの舞台をめぐる旅などは、健康増進が目的ではありませんが、結果的に歩くため体にとってはいいわけです。

「立って動く習慣」を身につける

私たちには「座る」という習慣が身についてしまっていますから、これからは「立つ」習慣を身につけなくてはいけません。

昔のように立つ習慣が座る習慣に変わったのが現在ですから、すぐには変えられないでしょう。そのため、まずは立つ習慣をつけるための環境づくりが重要になるのです。

座ることが習慣になった背景には、テレビのリモコンや携帯電話など立って移動しなくても操作できるような機器の発展があり、また長時間座っても疲れないイスの開発も座りすぎを助長しました。

今度はその逆に、少しでも立つような生活を選択できるような環境整備が必要ですし、みんなが意識しなければいけないことでしょう。子どもも、高齢者も、働く人も、「座りすぎてはいけない」という意識をもたなくてはいけません。

座りすぎと健康リスクの研究は、まだまだよちよち歩きの段階といえるかもしれません。しかしデータが出そろうのを待っていては、座りすぎが原因で病気になったり調子が悪くなったりする人が増えてしまいます。

読者のみなさんは、まずは、座りすぎは健康によくないことを知って、今日から座りすぎないようにしてください。仕事中、テレビを見るとき、一定の時間になったら立ち上がる、そのような生活を心がけて、日々を健康に過ごされるよう、願っています。

おわりに

このあとがきを書いている8月5日に、日本テレビ系列において「世界一受けたい授業」の2時間スペシャル「今、日本が危ない！　私たちに迫る『15の危険』」と題する番組が放送されました。

私たち日本人の身近にある危険にスポットライトを当て、その解決法や改善法をランキング形式で紹介する内容です。なんと、その第1位が「最新研究でわかった！　あなたの寿命を縮める!?　座りすぎの恐怖」だったのです。私も「先生」として出演し、座りすぎのさまざまな健康リスクに加え、座りすぎを解消するためのいくつかの対策に関する授業をさせていただきました。

最近では、新聞や雑誌などにおいても、座りすぎの問題が少しずつではありますが、話題として取り上げられるようになってきました。

しかし、「座りすぎが問題だなんて、テレビを見て初めて知ったよ〜」とおっしゃる方もまだまだ多く、十分に普及できていないことを実感しているところです。

本書は、そのような方々に向けて、できる限りわかりやすく座りすぎの問題について解説したつもりです。今後も研究論文を書くだけでなく、多くの方々にこの問題についてわかりやすく伝えていく努力を続けていきたいと思います。

本書を書き進める過程でも、世界中から座りすぎの健康問題を解決するためのインパクトのある研究成果が次々と報告されています。

たとえば、世界でもっとも権威ある医学雑誌の一つ、イギリスの「ランセット」誌では、座りすぎの総死亡リスクを減らすために身体活動をどのくらい行う必要があるのかを明らかにするための研究成果が報告されました。

具体的には、座位時間と総死亡率との関連について検討したこれまでの前向きコホート研究で対象になった100万人以上のデータを統合し、メタアナリシスを行っています。その結果、週35・5メッツ/時（1日60〜75分）の中強度以上の身体活動量があれば、総座位時間が少しくらい長くても総死亡のリスクを相殺できる可能性が示唆されています。

また、2016年にオーストラリアのメルボルンで行われたアクティヴ・エイジングに関する国際会議後に、この研究分野の世界中の専門家が集まって（私も参加しましたが）、高齢者の座りすぎに関する健康問題について議論、整理しました。その内容が、英国スポーツ医学誌にコンセンサス・ステイトメントとして公表されています。

超高齢化が進むわが国においても、座りすぎの健康問題は解決すべき喫緊の課題だと考えられます。今後、日本における健康づくりのガイドライン等においても座りすぎの問題とその対策について取り上げられるよう、日本人を対象にした研究成果をどんどん蓄積していきたいと思います。

最後になりますが、本書が出来上がるまでには、多くの方々に大変お世話になりました。丸山真司さん、高関進さん、大屋紳二さんには、とくに感謝を申し上げたいと思います。長期間にわたってお付き合いいただき、ありがとうございました。

本書を手に取られた一人でも多くの方には、座りすぎの健康リスクに少しでも気づいていただき、まず自分のできることから、座りすぎを解消するための対策を始めていただくきっかけにしていただけたらと思います。

２０１７年８月５日

岡　浩一朗

34 Ukawa S, Tamakoshi A, Wakai K, Noda H, Ando M, Iso H. Prospective cohort study on television viewing time and incidence of lung cancer: findings from the Japan Collaborative Cohort Study. Cancer Causes Control, 2013: 24(8): 1547-53.

35 Shen D, Mao W, Liu T, Lin Q, Lu X, Wang Q, Lin F, Ekelund U, Wijndaele K. Sedentary behavior and incident cancer: a meta-analysis of prospective studies. PLoS One, 2014; 9(8): e105709.

36 Zhou Y, Zhao H, Peng C. Association of sedentary behavior with the risk of breast cancer in women: update meta-analysis of observational studies. Ann Epidemiol, 2015; 25(9): 687-97.

37 Alkhajah TA, Reeves MM, Eakin EG, Winkler EA, Owen N, Healy GN. Am J Prev Med, 2012; 43(3): 298-303.

38 Pronk NP, Katz AS, Lowry M, Payfer JR. Reducing occupational sitting time and improving worker health. the Take-a-Stand Project, 2011. Prev Chronic Dis, 2012; 9: E154.

39 Gardiner PA, Eakin EG, Healy GN, Owen N. Feasibility of reducing older adults' sedentary time. Am J Prev Med, 2011;41(2): 174-7.

40 Laurson KR, Eisenmann JC, Welk GJ, Wickel EE, Gentile DA, Walsh DA. Combined influence of physical activity and screen time recommendations on childhood overweight. J Pediatr, 2008; 153: 209-14.

41 Ishii K, Shibata A, Adachi M, Nonoue K, Oka K. Gender and grade differences in objectively measured physical activity and sedentary behavior patterns among Japanese children and adolescents: a cross-sectional study. BMC Public Health, 2015; 15: 1254.

42 Ishii K, Shibata A, Adachi M, Mano Y, Oka K. School grade and sex differences in domain-specific sedentary behaviors among Japanese elementary school children: a cross-sectional study. BMC Public Health, 2017; 17(1): 318.

43 Otten JJ, Jones KE, Littenberg B, Harvey-Berino J. Effects of television viewing reduction on energy intake and expenditure in overweight and obese adults: a randomized controlled trial. Arch Intern Med, 2009; 169(22): 2109-15.

sitting in obesity, metabolic syndrome, type 2 diabetes, and cardiovascular disease. Diabetes, 2007; 56(11): 2655-67.

25 Bailey DP, Locke CD. Breaking up prolonged sitting with light-intensity walking improves postprandial glycemia, but breaking up sitting with standing does not. J Sci Med Sport, 2015; 18(3): 294-8.

26 Wennberg P, Boraxbekk CJ, Wheeler M, Howard B, Dempsey PC, Lambert G, Eikelis N, Larsen R, Sethi P, Occleston J, Hernestål-Boman J, Ellis KA, Owen N, Dunstan DW. Acute effects of breaking up prolonged sitting on fatigue and cognition: a pilot study. BMJ Open, 2016; 6(2): e009630.

27 Warren TY, Barry V, Hooker SP, Sui X, Church TS, Blair SN. Sedentary behaviors increase risk of cardiovascular disease mortality in men. Med Sci Sports Exerc, 2010; 42(5): 879-85.

28 Dunstan DW, Barr EL, Healy GN, Salmon J, Shaw JE, Balkau B, Magliano DJ, Cameron AJ, Zimmet PZ, Owen N. Television viewing time and mortality: the Australian Diabetes, Obesity and Lifestyle Study (AusDiab). Circulation, 2010; 121(3): 384-91.

29 Veerman JL, healy GN, Cobiac LJ, Vos T, Winkler EA, Owen N, Dunstan DW. Television viewing time and reduced life expectancy: a life table analysis. Br J Sports Med, 2012; 46(13): 927-30.

30 Keevil VL, Wijndaele K, Luben R, Sayer AA, Wareham NJ, Khaw KT. Television viewing, walking speed, and grip strength in a prospective cohort study. Med Sci Sports Exerc, 2015; 47(4): 735-42.

31 Shibata A, Oka K, Sugiyama T, Salmon J, Dunstan DW, Owen N. Physical activity, television viewing time, and 12-year changes in waist circumference. Med Sci Sports Exerc, 2016; 48(4): 633-40.

32 Seguin R, Buchner DM, Liu J, Allison M, Manini T, Wang CY, Manson JE, Messina CR, Patel MJ, Moreland L, Stefanick ML, Lacroix AZ. Sedentary behavior and mortality in older women. The Women's Health Initiative. Am J Prev Med, 2014; 46(2): 122-35.

33 Howard RA, Freedman DM, Park Y, Hollenbeck A, Schatzkin A, Leitzmann MF. Physical activity, sedentary behavior, and the risk of colon and rectal cancer in the NIH-AARP Diet and Health Study. Cancer Causes Control, 2008; 19(9): 939-53.

e47831.

13 Morris JN, Heady JA, Raffle PA, Roberts CG, Parks JW. Coronary heart-disease and physical activity of work. Lancet, 1953; 265(6796): 1111-20.

14 Owen N, Leslie E, Salmon J, Fotheringham MJ. Environmental determinants of physical activity and sedentary behavior. Exerc Sport Sci Rev, 2000; 28(4): 153-8.

15 岡浩一朗. なぜ座位行動研究を推進する必要があるのか. 体育の科学, 2015; 65(8): 530-533.

16 Hu FB, Li TY, Colditz GA, Willett WC, Manson JE. Television watching and other sedentary behaviors in relation to risk of obesity and type 2 diabetes mellitus in women. JAMA, 2003; 289(14): 1785-91.

17 Matthews CE, Chen KY, Freedson PS, Buchowski MS, Beech BM, Pate RR, Troiano RP. Amount of time spent in sedentary behaviors in the United States, 2003-2004. Am J Epidemiol, 2008; 167(7): 875-81.

18 Ishii K, Shibata A, Oka K. Work engagement, productivity, and self-reported work-related sedentary behavior among Japanese adults: A cross-sectional study. J Occup Health, 2017 (in press).

19 Owen N, Leslie E, Salmon J, Fotheringham MJ. Environmental determinants of physical activity and sedentary behavior. Exerc Sport Sci Rev, 2000; 28(4): 153-8.

20 Dunstan DW, Thorp AA, Healy GN. Prolonged sitting: is it a distinct coronary heart disease risk factor? Curr Opin Cardiol, 2011; 26(5): 412-9.

21 Hamilton MT, Healy GN, Dunstan DW, Zderic TW, Owen N. Too Little Exercise and Too Much Sitting: Inactivity physiology and the need for new recommendations on sedentary behavior. Curr Cardiovasc Risk Rep, 2008; 2(4): 292-98.

22 Dunstan DW, Kingwell BA, Larsen R, Healy GN, Cerin E, Hamilton MT, Shaw JE, Bertovic DA, Zimmet PZ, Salmon J, Owen N. Breaking up prolonged sitting reduces postprandial glucose and insulin responses. Diabetes Care, 2012; 35(5): 976-83.

23 Stamatakis E, Chau JY, Pedisic Z, Bauman A, Macniven R, Coombs N, Hamer M. Are sitting occupations associated with increased all-cause, cancer, and cardiovascular disease mortality risk? A pooled analysis of seven British population cohorts. PLoS One, 2013; 8(9): e73753.

24 Hamilton MT, Hamilton DG, Zderic TW. Role of low energy expenditure and

文献リスト

1 van der Ploeg HP, Chey T, Korda RJ, Banks E, Bauman A. Sitting time and all-cause mortality risk in 222497 Australian adults. Arch Intern Med, 2012;172(6): 494-500.

2 Veerman JL, Healy GN, Cobiac LJ, Vos T, Winkler EA, Owen N, Dunstan DW. Television viewing time and reduced life expectancy: a life table analysis. Br J Sports Med, 2012; 46(13): 927-30.

3 Stamatakis E, Chau JY, Pedisic Z, Bauman A, Macniven R, Coombs N, Hamer M. Are sitting occupations associated with increased all-cause, cancer, and cardiovascular disease mortality risk? A pooled analysis of seven British population cohorts. PLoS One, 2013; 8(9): e73753.

4 Warren TY, Barry V, Hooker SP, Sui X, Church TS, Blair SN. Sedentary behaviors increase risk of cardiovascular disease mortality in men. Med Sci Sports Exerc, 2010; 42(5): 879-85.

5 Sedentary Behavior Research Network (SBRN). SBRN Terminology Consensus Project Consensus Definitions (Japanese Translation), 2017. (http://www.sedentarybehaviour.org/sbrn-terminology-consensus-project/japanese-translation/

6 Dunstan DW, Howard B, Healy GN, Owen N. Too much sitting--a health hazard. Diabetes Res Clin Pract, 2012; 97(3): 368-76.

7 Kuroda S. Do Japanese Work Shorter Hours than before? Measuring trends in market work and leisure using 1976–2006 Japanese time-use survey. J Jpn Int Econ, 2010; 24(4): 481-502.

8 Ng SW, Popkin BM. Time use and physical activity: a shift away from movement across the globe. Obes Rev, 2012; 13(8): 659-80.

9 Hamer M, Weiler R, Stamatakis E. Watching sport on television, physical activity, and risk of obesity in older adults. BMC Public Health, 2014; 14: 10.

10 NHK放送文化研究所. 2010年国民生活時間調査, 2013.

11 総務省. 平成24年度版情報通信白書, 2013.

12 Kesse-Guyot E, Charreire H, Andreeva VA, Touvier M, Hercberg S, Galan P, Oppert JM. Cross-sectional and longitudinal associations of different sedentary behaviors with cognitive performance in older adults. PLoS One, 2012; 7(10):

[著者紹介]

岡 浩一朗（おか　こういちろう）
早稲田大学スポーツ科学学術院教授　博士（人間科学）
1970年、岡山市に生まれる。
1999年、早稲田大学大学院人間科学研究科博士後期課程を修了。
1999年より早稲田大学人間科学部助手、2001年より日本学術振興会特別研究員（PD）、2004年より東京都老人総合研究所（現・東京都健康長寿医療センター研究所）介護予防緊急対策室主任を経て、2006年より早稲田大学スポーツ科学学術院に准教授として着任、2012年より現職。
オーストラリアのメルボルンにあるベイカーIDI心臓病・糖尿病研究所において、座位行動研究の世界的権威であるネヴィル・オーウェン教授に師事し、座りすぎの健康リスクと対策に関する共同研究を進めている。また、日本人を対象に座位行動の健康リスクについて検討するため、早稲田大学卒業生を対象にした研究プロジェクト「WASEDA'S Health Study」を立ち上げるとともに、「国民の身体活動不足解消を具現化するための健康スポーツ科学研究の基盤形成」という研究課題で文部科学省から助成を受け、座位行動研究に関する国際共同研究拠点の形成を目指している。

「座《すわ》りすぎ」が寿命《じゅみょう》を縮《ちぢ》める

NDC494／167p／19cm

初版第１刷――2017年11月10日

著　者――――――――岡《おか》　浩一朗《こういちろう》
発行者――――――――鈴木一行
発行所――――――――株式会社　大修館書店
〒113-8541　東京都文京区湯島2-1-1
電話03-3868-2651（販売部）
03-3868-2297（編集部）
振替00190-7-40504
［出版情報］http://www.taishukan.co.jp

装丁・本文デザイン――黒岩二三
編集協力――――――さくらエディション
印刷・製本―――――三秀舎

ISBN978-4-469-26833-1　　Printed in Japan